누르면
통증이 사라진다!

강남허준의 포인트 혈자리 스트레칭

누르면
통증이 사라진다!

강남허준의
포인트
혈자리
스트레칭

박용환 지음

CYPRESS
사이프레스

포인트 혈자리를 눌러 모두가 통증에서 벗어나길 바라며

한의원에는 두통, 목·어깨 통증, 요통과 더불어 속이 아파서, 발목을 삐끗해서 등 다양한 통증으로 환자들이 찾아온다. 치료는 대개 침으로 한다. 직접 아픈 곳에 침을 놓기도 하지만 통증 부위와 동떨어진 곳에도 시술하는데 희한하게도 통증이 사라진다.

어릴 적 편도선이 부어 침을 삼킬 때 아프면 할머니를 찾았다. 할머니는 손을 싹싹 비빈 후 귀를 만져주셨는데 그러면 1시간도 안 되어 낫고는 했다. "왜 귀를 만지는데 목이 나아요?" 하고 여쭤보니 "할미도 옛날에 배운 건데 왜 그런지는 모르겠네"라는 대답이 돌아왔던 기억이 있다.

어머니와의 경험도 한의사로 진로를 결정하는 데 영향을 주었다. 병원에 가도 원인을 알 수 없다는 통증에 내가 해드릴 수 있었던 것이 마사지였다. 손가락에 염증이 생길 정도로 열심히 마사지를 하던 어느 날, 어머니의 근육 상태가 느껴지기 시작했다. 손끝에서 미묘한 변화들이 감지되었다. 호흡에 따라 변하는 골격과 근육 상태에 따라 다르게 누르니 어머니는 통증이 나아진다며 무척이나 좋아하셨다.

더불어 직접 운동과 무술을 하며 몸을 누르고 움직이며 배운 것을 실천하다 보니 어느새 웬만한 통증은 스스로 해결할 수 있는 방법을 터득했고, 더 많은 사람들에게 도움을 줄 수 있었다. 그래서 한의대에 입학하였고 새로운 세계가 열렸다. 이전에 해온 고민에 대한 해답을 모두 한의학에서 찾을 수 있었고, 매일 밤을 새워도 모자랄 공부할 것들이 쏟아졌다.

할머니가 귀를 문질러 목을 치료한 비결은 신장 시스템을 통해서 목과 귀가 연결되어 있는 경락의 비밀을 알면서 풀렸다. 신장의 기운을 원활하게 만들고 귀의 경락을 자극하면 목의 통증이 금방 사라진다. 장이 꼬여서 데굴거릴 때 배를 만지는 치료법은 장추나요법으로 연결되었다. 운동과 무술로 인한 부상을 치료하며 배운 지식들은 추나요법을 통해 다시 학술적으로 정립했다. 카이로프랙틱이나 오스테오파시처럼 몸을 만져서 치료하는 방법들을 익히고, 직접 여러 운동을 하며 몸에 대한 이해를 더욱 깊이 할 수 있었다.

그러다 환자들이 치료에 굉장히 의존한다는 점을 깨달았다. '이 정도 통증은 스스로 해결할 수 있을 텐데?' 하는 의문이 들었고 환자들에게 포인트 혈자리 스트레칭을 알리기 시작했다. 환자들은 통증이 빨리 나아졌다며, 그동안 어떻게 스스로를 돌보는지 몰랐다는 이야기를 전해왔다. 몸에 대해 배운 적이 없고, 관심을 둘 시간조차 없는 생활을 하면 모를 수 있다. 사진을 찍고 때로는 그림을 그려가며 포인트 혈자리 스트레칭을 알리다가 유튜브 채널 '강남허준 박용환tv'에 이르게 되었다. 영상을 따라 한 덕분에 이제 한의원에 안 가게 되었다며 연락하는 환자들도 점점 늘었다.

가벼운 통증은 스스로 관리하기 어렵지 않고, 바로 해결되기도 한다. 병원에서 치료를 받아야 하는 통증도 스스로 관리를 시작하면 훨씬 나아진다. 치료를 받을 때도 자신의 몸을 돌보는 방법을 아는 것과 모르는 것은 치료 결과에서 엄청난 차이가 난다. 아프고 고통스러운 통증, 일상을 불편하게 만드는 증상이 찾아오면 가장 괴로운 사람은 환자 본인일 것이다. 이럴 때 자신의 몸을 관리하는 방법이 있다면 어떨까? 고통스러운 통증을 줄일 수 있다면 어떨까? 이에 대한 해결책으로 지금까지의 지식들을 모아 포인트 혈자리 스트레칭으로 만들었다.

얼마 전 유튜브에서 두통을 해소하는 포인트 혈자리 스트레칭 영상에 달린 댓글이 인상적이다. 학생 때부터 수십 년간 두통에 시달렸는데 영상을 며칠 따라 했더니 두통이 사라졌다며, 고맙고 신기하다는 내용이었다. 두통이 생기는 기전에 대해서 간단히 설명하고, 머리 근육에 혈액을 공급하는 방법을 전했을 뿐인데 두통이 나아진 것이다.

많은 분들이 생리통이 없어지고, 속이 편해졌고, 다리의 부종이 없어졌으며, 눈이 맑아지고, 어깨나 허리의 통증이 사라져서 감사하다는 인사를 전해온다. 유튜브로 전하던 통증 해소 비책의 한계를 책을 통해서 더욱 자세히 전달할 수 있게 되었다. 그동안 몸과 통증에 대해 품었던 의문들이 이 책을 통해서 속시원하게 해결되기를 바란다.

강남허준 박용환

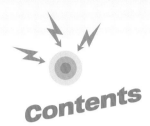

Contents

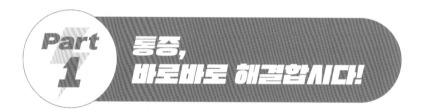

Part 1

통증,
바로바로 해결합시다!

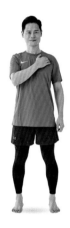

Part 2 누르면 통증이 사라지는 포인트 혈자리 스트레칭

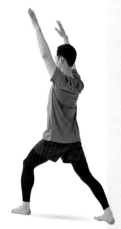

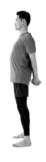

등의 통증

팔·손목의 통증

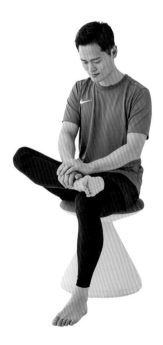

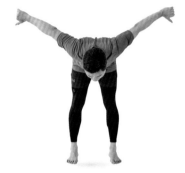
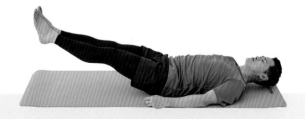

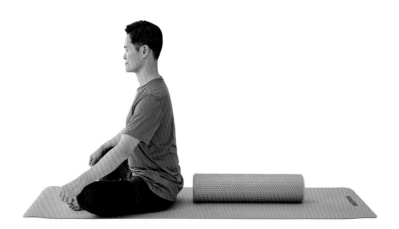

Part 3 생활 속 불편 증상을 없애는 포인트 혈자리

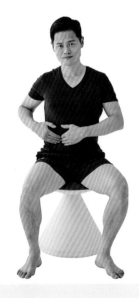

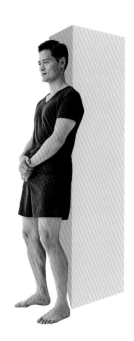

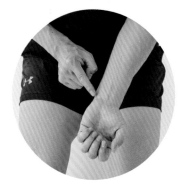

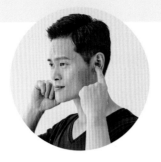

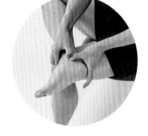

Part 4 통증을 예방하는 비책, 생활습관에 있다

Key
Point

통증을 제대로 알아야 통증을 정확히 없앨 수 있다.
병원에 가서 치료를 받고 해결되는 통증이면
괜찮은 편이다. 원인과 해결법이 뚜렷하다는 의미이기
때문이다. 하지만 아플 때마다 병원에 바로바로 가기
힘들고, 가끔 있던 통증이 점차 잦아지고 세지면 어떻게
해야 할까? 통증 이전에 자신의 몸을 잘 알고 있어야
건강을 유지하는 것도 나타난 통증을 없애는 것도
가능하다. 아주 약간의 관심만 기울이면 지긋지긋한
통증을 스스로 다스릴 수 있고,
더 빨리 통증으로부터 해방될 수 있다.

Part 1

통증, 바로바로 해결합시다!

몸은 통증을 느끼도록
설계되어 있다

통증에 시달리는 환자들 입장에서야 펄쩍 뛰겠지만 의사의 입장에서 보면 몸이 아프다는 것은 좋은 현상이다. 말에 오해가 있을 수 있으니 더 설명을 덧붙이겠다. 의학적으로 보았을 때 몸이 아프다는 것은 문제가 생긴 부위에 치료를 하라는 신호가 나타난 것이다. '잘못된 부분을 고칠 여력이 남아 있다는 의미이니, 아직은 몸이 좋은 상태다'라고 말할 수 있다.

몸이 아프지 않은데 병이 깃들면 손을 쓸 새도 없이 생명에 지장이 생긴다. 뜨거운 것을 만질 때를 떠올려보자. 뜨겁고 아파야 손을 뗀다. 우리는 몸이 아프기 때문에 휴식을 취하고, 평소 자신의 생활을 되돌아보며, 다시 원래 상태의 건강한 몸으로 회복하기 위해 노력한다. 통증이 있는 상태는 괴롭다. 하지만 통증을 느낀다는 것은 건강을 회복할 기회를 가진 상태이기도 하다. 지금의 통증을 없애기 위해 노력하면 아프기 이전의 몸, 나아가 더 나은 몸을 지닐 수 있다.

그러기 위해서는 대수롭지 않게 여겼던 통증이 더 손 쓸 수 없는 크나큰 통증으로 커지기 전에 자신의 몸을 잘 보살피고 되돌아봐야 한다. 아주 사소한 통증이더라도 '어떤 이유 때문에 아픈 걸까?' 하고 자신의 몸에 대해 생각하고 원인을 파악해, 스스로에게 맞는 치료를 해보자. 그러면 통증은 나아진다. 통증이 생기는 원인들을 잘못된 생활습관에서 찾아 정리해보겠다. 스스로 어떤 이유 때문에 통증을 느끼는지 짚어보고 앞으로 어떻게 해결해나갈 수 있을지 살펴보자.

통증이 생기는 잘못된 생활습관

통증을 유발하는 생활습관은 굉장히 다양하다. 너무나 많은 원인이 있지만 모든 케이스는 아래와 같이 크게 여섯 가지로 정리할 수 있다.

계속 반복해서 수행하는 행동

업무나 생활 패턴으로 인한 반복적인 행동이 통증을 유발하는 경우가 있다. 예를 들어, 요리사는 칼질 때문에 팔과 등이 아프고, 책상에 앉아서 컴퓨터를 타이핑하는 사람은 손가락이나 손목이 아프고, 택배를 배달하는 사람은 물건을 들었다 놓고 계단을 오르내리는 일이 많기 때문에 허리나 무릎이 아프다.

운동을 즐겨 하는 사람들도 통증을 하나둘 달고 산다. 골프를 오래 친 사람들은 팔꿈치 통증을 고질적으로 느낀다. 운동도 특정 동작을 원활히 수행하기 위해서는 오랫동안 반복적인 행동을 취해야 해서 신체 일부분에 손상을 입는 경우가 잦다. 운동을 전문적으로 한 선수들의 관절이 휘거나 특정 부위에 자주 부상을 입는 경우를 떠올리면 이해하기 쉽다.

신체에 손상을 입는 경우가 아니더라도 어떤 동작을 계속해서 반복하면 근육에 피로가 쌓여 통증이 생기도 한다. 이럴 때는 근육의 피로 물질들을 제거하며, 틈틈이 휴식을 취해야 통증이 발생하지 않는다.

의식하지도 못하는 나쁜 자세

너무나도 자주 들었겠지만 그만큼 쉽게 고칠 수 없는 나쁜 자세도 통증을 일으킨다. 생활습관 중 특히 자세가 나쁘면 통증이 쉽게 발생한다. 자세가 나빠져서 통증을 일으키기도 하고, 통증이 안 느껴지는 편한(나쁜) 자세를 취해서 습관으로 굳어지기도 한다. 나쁜 자세와 통증은 서로 상관관계이기도 하며, 동시에 인과관계를 이루기도 한다는 뜻이다.

나쁜 자세가 통증을 유발시키는 경우가 더 많으니 자세히 설명해보겠다. 자세가 나쁘면 몸의 균형이 무너지고 좌우, 앞뒤로 골고루 나눠져야 할 힘이 한쪽으로 쏠린다. 물론 자세가 나쁘다고 해서 바로 통증이 생기지는 않는다. 처음에는 몸이 버틴다.

문제는 그다음이다. 몸이 버티고 버티다 못 견디게 되면 뼈, 관절, 근육에 변형이 일어난다. 그리고 변형을 여러 차례 겪었을 때 비로소 몸은 통증을 호소한다. 자세는 오랜 시간 반복되어왔기 때문에 습관으로 굳어진 것이라 통증이 느껴진다고 해서 나쁜 자세를 바로 고칠 수는 없다. 사전에 통증을 예방한다는 생각으로 자세를 점검하고 잘못된 자세를 하나둘씩 바로잡아두어야 한다.

한때 허리가 너무 아파서 침도 맞고 추나치료도 받았지만 요통이 나아지지 않아 고민했던 적이 있다. 적극적으로 의학적 치료를 받았음에도 불구하고 왜 허리가 아픈 게 낫지 않았을까? 알고 보니 문제는 의자에 있었다. 하루 종일 앉아 있는 의자가 정면을 보며 바르게 놓인 것이 아니라, 옆으로 미세하게 비뚤어져 있었다. 의자가 비뚤어진 만큼 내 자세도 비뚤어져 있었기 때문에 허리가 아팠고, 치료에도 통증이 완화되지 않던 것이다. 기껏 힘을 들이고, 시간을 들여 치료를 받아놓고는 다시 비뚤어진 의자에 비뚤어진 자세로 앉으니 나을 리가 없다. 원인을 알아낸 뒤 간단하게도 요통은 해결되었다. 의자를 바꾸고 치료를 받으니 며칠 만에 허리의 통증이 사라졌다.

이렇게 가랑비에 옷이 젖듯, 오랫동안 지속해온 자세가 습관으로 자리 잡으면 여간해서는 문제가 발생해도 원인을 찾아내 고치기 힘들다. 스스로 자신의 자세를 자주 의식하며 점검하고 바르게 고치는 것이 좋지만 한계가 있다. 자세가 올바른지 전문적인 견해로 살펴볼 수 있는 사람에게 주기적으로 점검받는 방법을 추천한다.

정체된 혈액의 흐름

혈액순환이 안 되어도 통증이 생긴다. 한쪽으로 누워서 자고 일어난 뒤 팔뚝이나 손이 무겁다 못해 찌릿하고 저렸던 경험을 해보았을 것이다. 이 정도의 정체된 혈액으로 인한 불편한 느낌은 귀여운 수준이다. 혈액순환 정체를 오랫동안 소홀히 하면 나중에는 걷잡을 수 없을 정도의 통증이 찾아올 수 있다.

우리 몸의 70% 이상이 액체로 구성되어 있다고 한다. 체중에 따라 다르지만 평균적으로 우리 몸에는 약 2.7L 정도의 혈액이 있다. 중요한 점은 우리 몸에 혈액이 없는 곳은 존재하지 않는다는 점이다. 혈관이 머리부터 발끝까지 구석구석 펼쳐져 있고, 혈액은 혈관을 따라 온몸에 산소와 영양분을 전달한다.

그래서일까? 몸에서 일어나는 문제 대부분은 피가 잘 통하면 해결할 수 있다. 피는 영양분을 전달하고, 고장난 부위를 치료하며 원래의 상태로 복구하는 역할까지 한다. 다시 말해, 피가 안 통하는 곳은 조직이 망가진다. 혈관 자체에 문제가 생기거나 오장육부 즉, 내장 기관에 문제가 발생하거나 스트레스가 있어도 혈액은 원활히 흐르지 못하고 순환되지 못한다.

단순히 정체되는 것에서 나아가 조직이 변화되면서 통증이 느껴지면 혈액순환 문제를 꼭 해결해야 한다. 조직 변화는 피부색이 변하거나 상처가 잘 아물지 않는 식으로 나타난다. 혈액순환이 잘 안 되면 감각 저하와 저림 증상도 느껴질 수 있으며, 통증이 함께 동반되면 혈액순환 개선이 시급하다.

혈액순환을 돕는 가장 직접적인 방법은 운동이다. 운동은 크게 유산소 운동, 근력 운동, 스트레칭으로 나눌 수 있다. 이 세 가지 운동을 골고루 해서 정체된 혈액이 원활히 흐르도록 만들어야 한다.

눌린 신경에 가해지는 압박

통증은 신경이 자극되어도 생긴다. 몸 구석구석에 퍼져 있는 신경들이 압박되면 그것을 해결하라는 신호로 통증을 일으킨다. 작은 신경도 눌리면 아프지만 큰 신경들은 더욱 큰 통증과 문제를 발생시킨다.

우리 몸에서 가장 크고 중요한 신경이 척추신경이다. 척추신경이 손상되는 원인은 대부분 잘못된 자세인데, 척추신경이 눌리면 몸 여러 곳에서 통증이 유발된다. 경추 즉, 목뼈에서 눌린 신경은 목과 어깨, 머리 그리고 팔과 손가락 끝까지 나타나는 통증과 관련이 있다. 등뼈인 흉추에 신경이 눌리면 등, 소화기 통증을 일으키기도 한다. 허리뼈인 요추의 신경들은 직접적으로 위치한 허리의 통증뿐만 아니라 다리 쪽에서 발생하는 증상과 연관되어 있고, 자궁 및 전립선 같은 비뇨 생식계에도 영향을 끼친다.

신경에 문제를 유발하는 생활습관들은 다음과 같다. 짝다리를 짚고 한쪽에 힘을 오랫동안 주기, 음식물을 한쪽 턱으로만 씹기, 소파에 삐딱한 자세로 오래 누워 있기, 의자에서 엉덩이를 앞으로 쭉 빼고 앉기, 휴대폰을 쳐다보면서 목을 앞으로 쭉 빼고 있기, 물건을 한쪽 팔로 들기 등 척추를 중심으로 좌우에 불균형하게 힘을 주는 행동들이 대표적이다. 이러한 행동들은 앞서 설명했듯 단박에 통증을 유발하지 않는다. 처음에는 근육들이 버티지만 차츰차츰 근육과 뼈를 변형시켜 만성적인 통증으로 발전한다.

눌린 신경으로 인한 통증이 만성화되면 등의 날개뼈 사이에 은근한 통증이 지속되고, 허리가 뻐근하게 수시로 아프고, 목과 어깨가 결리면서 두통이 유발되는 직접적인 통증부터 내장 기관의 통증과 같은 간접적인 통증들까지 굉장히 다양한 문제로 드러난다. 근골격계에 발생하는 통증이 치료를 받고 운동을 해도 낫지 않는다면 신경이 눌려서 압박받고 있는지 확인을 꼭 해봐야 하는 이유가 여기에 있다.

다양한 장기의 문제

오장육부에 문제가 발생해 나타나는 통증도 다양하다. 당장 소화가 안 되고 체해서 통증을 느끼거나 위염, 장염, 신우신염(신장이 세균에 감염되어 염증이 발생해서 고열이나 신장 주변에 요통을 일으키는 질환) 등 장기에 생긴 염증으로 인해서도 통증이 유발된다.

이렇게 장기에서 시작된 통증은 직접적으로 해당 장기가 있는 부위의 통증뿐 아니라 전신에 통증을 일으키기도 하고, 심하면 두통이나 전혀 생각지 못한 다른 부위에도 통증을 발생시킨다. 또 만성적인 통증이나 면역계 이상으로 유발되는 통증도 장기에서 비롯되었는지 꼭 살펴봐야 한다.

한의학에서는 오장육부라고 부르는 장기의 문제를 중요하게 여긴다. 오장육부가 우리 몸의 여러 기관들과 직·간접적으로 연결되어 있다고 여기기 때문이다. 간은 눈, 폐는 코, 신장은 귀, 심장은 혀, 비위(비장과 위)는 입술과 관련이 있다. 조직적으로 간은 근육, 폐는 피부, 신장은 골격, 심장은 혈관, 비위는 살과 연관 있다. 오장육부 전체의 에너지 균형은 면역력을 좌우한다. 여러 부위에 나타나는 문제들은 장기의 에너지 균형이 깨진 탓이다. 그 균형을 바로 잡으면 통증도 없어지고 질병이 낫는다.

장기에서 발생하는 문제는 약초를 처방하는 한약이나 영양제 등을 처방하는 기능의학 요법으로 치료를 한다. 집에서 관리할 수 있는 가장 직접적인 방법은 식이 조절이다. 내가 먹은 음식에서 영양분을 공급받고, 세포를 변화시켜 '나'를 만든다. 육식을 즐기던 사람이 채식을 하면서 통증이 사라지고, 술을 끊으니 줄곧 시달려온 만성 통증에서 벗어났다는 사례는 무수히 많다.

이러한 연결의 의미를 제대로 해석하려면 경락, 경혈이라는 체계를 심도 있게 알아야 한다. 아주 복잡한 이론이지만 매력적인 내용들이니 몸에 대해서 깊이 공부해보고 싶다면 장기와 경락, 경혈의 연결에 대해 알아보길 추천한다.

만병의 근원, 스트레스

통증을 일으키는 생활습관 중 다른 요인들은 물리적으로 보이는데 비해서 스트레스는 눈에 보이지 않는 탓에 오랜 세월동안 통증과 무관한 듯 여겨졌다. 하지만 최근에는 스트레스가 신체적 통증을 유발하는 주요 원인이라는 견해에 찬성하는 사람들이 훨씬 많을 것이다.

근육이나 근막, 인대가 상해 발생하는 염좌나 디스크 돌출처럼 구조적인 문제가 전혀 없는데도 허리가 아픈 경우, 수많은 종류의 검사를 해도 원인을 밝힐 수 없는 통증에 시달리는 경우에는 스트레스의 강도가 어느 정도인지 확인할 필요가 있다. 아이들이 학교에 가기 싫을 때 실제로 배가 아픈 것처럼 어른에게도 스트레스로 인한 통증은 흔하다. 출근을 하면 특정 부위가 아프다가 퇴근하면 나아지기도 하는 증상을 느껴본 적이 있을 것이다. 돈에 얽힌 문제로 스트레스가 심할 때 다리가 아팠다가 합의가 되자마자 씻은 듯 통증이 사라졌다는 사람도 있다.

즉각적인 스트레스 외에도 장기적인 스트레스가 신체에 영향을 미치는 경우도 많다. 어릴 때의 트라우마로 평생 등에 통증을 달고 사는 사례, 오래 전 이성 친구에게 받은 스트레스 때문에 하복부 통증이 나타난 사례도 있다.

한의학에서는 수천 년 전부터 감정과 신체의 연결을 심도 있게 다루었다. 감정을 오장육부에 대입하고, 이를 경락과 연결하며, 경혈의 포인트를 체계화해 몸과 연결시켰다. 신체에 나타나는 현상을 해결하기 위해서 경혈을 통해 경락 조절을 하고, 오장육부의 에너지를 바꾸면 감정의 문제도 다스려진다고 보았다. 그래서인지 한국에서는 오래 누적된 심각한 스트레스가 신체에 나타나는 현상을 뜻하는 '화병'이라는 단어가 전해져왔다. 그리고 이 진단명은 세계의 정신의학계에서도 쓰는 말이 되었다.

진료를 하다 보면 질병의 원인을 스트레스라고 할 수밖에 없는 케이스가 상당히 많다. 불과 수십 년 전에는 검사를 해도 원인을 알 수 없는 질환에는 이유를 모른다는 의미와 동일한 "신경성이시네요"라는 말을 하고는 했다. 하지만 이제는 신경성, 스트레스성이라는 말이 실제로 질환의 원인으로 꼽힌다.

스트레스로 인한 통증은 생각보다 빈번히 나타나고 큰 영향을 미친다. 혹시 통증이 있는데 원인을 쉽게 찾을 수 없다면 스트레스의 원인을 되짚

어보거나 훌쩍 멀리 여행을 다녀오는 식으로 쌓인 스트레스를 덜어내는 것
도 좋은 치료법이 될 수 있다.

인체를 구성하는 3개 요소: 뼈, 근육, 인대

구조적으로 몸을 살펴볼 때 가장 핵심이 되는 3대 구조물은 뼈, 근육, 인대다. 몸을 지탱하기 위해 꼭 필요한 기둥이다. 뼈, 근육, 인대가 없으면 몸은 젤리처럼 흐물흐물해서 움직일 수 없게 된다. 느릿느릿 미끄러지듯 기어가는 달팽이를 생각하면 이해가 쉬울 것이다.

이 3개 요소는 몸이 원활히 움직이는 데 아주 중요한 요소들이다. 뼈, 근육, 인대를 건강하고 튼튼하게 만드는 방법은 다양하지만 그중 일상적으로 우리가 쉽게 실천할 수 있는 방법들을 알아보자.

미네랄을 섭취해야 뼈가 튼튼해진다

흔히 어떤 사물의 핵심적 역할을 하는 대상을 가리킬 때 '뼈대'라고 부르고, 어떤 일이나 계획에 중요한 것을 마련했다는 의미로 '뼈대를 갖추다'라는 관용구를 사용한다. 이렇듯 뼈는 우리 몸의 기본이고, 근본을 이루는 요소다. 수백 개의 뼈가 모여 조립되면 몸이라는 형태가 만들어진다. 뼈는 체중을 부담하고 내부 장기를 보호하면서, 두 발로 서고 움직이게 한다.

이렇게 생명 현상 유지에 핵심적인 역할들을 하기 때문에 뼈는 튼튼해야 한다. 다양한 방법이 있겠지만 일상에서 손쉽게 뼈를 튼튼하게 만드는 방법이 있다. 뼈 속에 내용물을 꽉 채운 뒤 다져주는 방법이다. 뼈의 내용물은 미네랄(무기질)이다. 뼈 자체의 성분은 칼슘이지만 사실 칼슘을 먹는다고 바로 뼈가 만들어지는 것은 아니다. 칼슘을 인위적으로 섭취하면 오히려 뼈 속의 칼슘이 몸 밖으로 빠져나간다는 연구 결과도 있다. 칼슘을 먹어도 뼈가 약해질 수 있다는 뜻이다. 칼슘 자체를 먹기보다 음식을 골고루 섭취해 다양한 영양소를 통해 몸에서 칼슘을 만드는 과정이 중요하다. 칼슘 성분이 풍부한 뼈째 먹는 생선뿐 아니라 뼈의 구성 요소인 인, 비타민 D, 식이유황 등 여러 미네랄을 골고루 먹자.

또한 음식물 섭취로 만든 미네랄을 뼈 속에 채워 넣으려면 적당한 충격(도움)이 필요하다. 바로 운동이다. 운동을 하면 골밀도가 높아진다. 적당하게 뛰고, 가볍게 부딪히며, 주변 근육에 힘을 전달하면서 인대를 자극하면 뼈도 튼튼해진다.

신체의 부드러운 갑옷, 근육

뼈와 함께 몸의 형태를 다잡아주며 움직이게 만드는 근육은 뼈와 장기를 보호하는 역할을 중점적으로 한다. 마치 갑옷처럼 뼈와 장기를 감싸고 있다. 갑옷은 항상 딱딱하고 단단해야 할 필요는 없다. 너무 단단하면 부러지고 마는 것처럼, 몸의 내·외부에서 가해지는 힘에 적절하게 대응하기 위해서는 때로 부드럽고 유연한 힘으로 맞서야 하기 때문이다.

근육은 부드럽고 탄성이 있어야 한다. 근육은 혈액이 풍부하고 근섬유 다발이 많이 생겨야 힘이 커진다. 근육에 혈액을 풍부하게 전달하려면 어떻게 해야 할까? 오장육부에서 음식을 피로 만들어주면 근육에 전달되는 혈액의 양도 많아진다. 여기서 그치는 것이 아니다. 공급된 혈액이 잘 순환되어야 근육이 제 역할을 할 수 있다. 그러려면 근육을 부드럽게 만들어주어야 하는데 그 방법은 그리 어려운 것이 아니라 근육을 이쪽으로 당기고, 저쪽으로 당기며 유연하게 퍼주면 된다.

근섬유 다발은 어떻게 해야 풍성해질까? 의외로 방법은 간단하다. 근육에 힘을 주면 된다. 일상적으로 수행하는 동작에서 나아가 평소 힘을 쓰지 않는 근육까지 골고루 움직이고 힘을 가해야 한다. 근육에 힘을 주면 근섬유 다발에 미세한 상처가 생긴다. 근섬유 다발에 우선 상처를 낸 뒤 혈액으로 양질의 영양분을 공급하고 충분히 쉬어주면 상처가 회복되면서 오히려 더 커지고 힘이 생긴다. 이런 방법을 통해 만들어진 큰 힘을 지닌 건강한 근육은 단단하지 않고, 부드러우면서도 탄성이 있다.

〰〰〰〰〰 인대의 가동 범위를 넓혀라

인대는 뼈와 뼈를 연결하는 섬유 조직이다. 보통 2개 이상의 뼈를 연결하고 고정하는 역할을 맡고 있다. 관절이 움직임을 멈췄을 때는 물론, 관절이 가동 범위(관절이 움직일 수 있는 범위) 내에서 움직일 때도 관절을 안정시키는 데 관여한다.

뼈와 근육을 연결하는 힘줄처럼 근육과 근육을 연결하는 근막도 비슷한 기능을 한다. 이러한 연결 조직들은 강함과 부드러움의 균형이 조화롭게 이루어져야 한다. 조직이 느슨하면 연결이 무너지고, 너무 조이면 뻣뻣해진다. 연결 조직이 느슨하거나 뻣뻣하면 원래의 모양과 역할, 능력을 발휘하지 못한다. 단순히 몸이 움직이는 범위가 줄어드는 것뿐 아니라 뼈와 근육을 제대로 지지하지 못해 불안정하게 만들고, 통증을 일으키며, 심지어는 관절염과 같은 염증을 유발하기도 한다. 반면 연결 조직이 탄력 있는 상태는 가동 범위도 넓고 유연한 상태다.

인대, 힘줄, 근막 등 연결 조직을 강하면서 부드럽게 만들어주어야 뼈와 근육이 원래 움직일 수 있는 범위까지 자유자재로 움직이며 기능할 수 있다. 부상을 방지해주는 것은 물론이다. 그러니 인대, 힘줄, 근막을 자주 만져주고 찜질하면서 가동성을 높여주는 습관은 상당히 중요하다.

인체 순환에 필요한 3개 요소: 혈관, 림프, 신경

인체 속에서 순환을 하는 요소를 들라고 하면 혈관, 림프, 신경을 말할 수 있겠다. 이 3개 요소에는 흐름이 중요하다. 유유한 강물은 원활하게 흐른다. 좁은 곳에서 소용돌이치거나 막혀서 울렁거리거나 굽이치는 곳에서 꺾이면 흐름이 원만하지 못하다. 이처럼 우리 몸에서도 원활한 흐름 즉, 순환이 이루어져야 통증 없이 건강한 생명 활동이 지속된다.

혈액 운반 통로를 깨끗하게!

혈관은 혈액을 수송하는 관이다. 생명체는 영양분을 혈액 속에 넣어서 운반한다. 혈액 속에는 치료 물질도 함께 들어 있다. 그러니 혈액이 몸 구석구석까지 잘 도달하는 것이 건강을 좌우한다. 혈액을 운반하는 혈관 건강은 정말 중요하다.

댐과 같은 수원지에서 우리 집의 수도꼭지까지 수돗물이 전달되는 과정을 상상해보자. 큰 수원지나 정수 시설은 심장과 같다. 그런데 수돗물이 흐르는 관에 물때가 끼거나 부식되면 어떨까? 수돗물이 졸졸졸 흐르거나 녹물이 흘러 물을 제대로 사용하지 못할 것이다. 혈관도 마찬가지다. 심장이라는 큰 혈관에서 펌프질을 해서 혈액을 팡팡 밀어내는데, 혈관이 혈전으로 막히거나 탄력이 떨어지면 혈액순환에 문제가 생기는 것은 당연하다.

큰 기관에 공급되는 수도관뿐 아니라 각 가정까지 연결되는 작은 수도관까지 물은 원활하게 흘러야 한다. 마찬가지로 큰 덩어리인 장기뿐 아니라 신체 조직의 끝부분까지 혈관은 혈액을 전달한다. 몸의 말단까지 말초 혈관이 아주 촘촘한 형태로 연결되어 있고, 부지런히 혈액을 운반한다. 심장에서 전신의 혈관에 혈액을 뿜어내는 것, 여러 기관과 아래쪽으로 내려간 혈액들이 다시 심장 쪽으로 잘 들어가는 것, 말초 혈관 구석구석까지 혈액 공급이 잘 되는 것이 혈액순환의 목적이다.

우리 몸의 거름망, 림프절

림프절은 림프관들이 모인 주머니다. 면역 작용을 하는 림프구를 만들어서 림프관에 들어온 세균 등의 이물질을 제거하고, 몸속에서 발생한 통증 유발 물질이나 피로 물질 등의 노폐물을 모아서 몸 밖으로 배출하는 역할을 한다. 림프절은 마치 거름망처럼 해로운 성분을 걸러낸다.

림프관은 혈관처럼 림프액이 흐르는 통로인데, 림프관 중간중간에 주머니 모양으로 림프절이 자리한다. 특히 큰 림프절은 목, 겨드랑이, 서혜부(사타구니) 같은 곳에 위치하고, 비장처럼 조직화된 림프절도 있다. 자잘한 림프절들은 관절 주변에 많다. 그러니 림프관의 순환이 잘 되어 전신의 노폐물을 깨끗이 청소하려면 림프절을 자극해 기능을 활성화시키는 것이 중요하다.

림프순환을 활성화시키려면 우선 혈관을 건강하게 만들어야 한다. 그리고 목, 겨드랑이, 서혜부처럼 큰 림프절이 위치한 부위를 누르거나 마사지해서 적절하게 압박하고, 작은 림프절들이 모인 관절 부위들을 꾹꾹 눌러주며 자극하면 된다.

명령을 내리는 촘촘한 그물망, 신경

신경은 몸의 다른 기관을 통제하고 조정하는 기관이다. 해부를 해보면 근육과 혈관 사이에 마치 실처럼 생긴 띠가 온몸에 퍼져 있는 것을 볼 수 있는데, 이 띠가 신경이다. 신경은 크게 중추신경계와 말초신경계로 나뉘고 중추신경계는 뇌와 척수, 말초신경계는 자율신경계와 뇌신경, 척수신경으로 나뉜다.

신경은 뇌와 척수 및 우리 몸 각 부분에 필요한 정보를 전달하여 기관끼리 연결해준다. 감각을 느끼고, 신체 활동을 조절하며, 생명을 유지하는 모든 과정에 관여한다. 반대로 신경에 이상이 생기면 감각이 둔해지는 증상이 나타나고, 심하게는 마비 증상이 오기도 해서 몸을 움직이는 데 장애가 생긴다. 신경계가 촘촘하게 여러 기관들의 정보를 주고받아서 정보가 원활히 오가야 몸이 건강하다는 뜻이다.

좌우 균형이 맞아야
통증이 줄어든다

몸의 기능을 바로잡고 통증을 줄이기 위해서는 균형이 중요하다. 자주 자신의 몸을 관찰하며 균형이 무너진 곳이 없는지 살펴보고 맞추는 노력을 하자. 균형이 맞는지 확인하는 기준은 크게 3개다. 몸을 정면에서 봤을 때 좌우의 균형, 측면에서 봤을 때 전후의 조화, 뒤에서 척추의 대칭이 맞는지 살펴봐야 한다.

척추가 틀어지면 좌우의 근육이 굳은 정도와 모습에도 차이가 난다. 이번에는 좌우 균형을 살펴보는 포인트에 대해 설명하겠다. 평소 좌우 균형을 맞출 때 어떤 노력을 해야 할 것인지 알기 쉬워질 것이다.

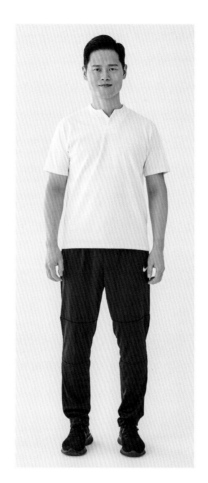
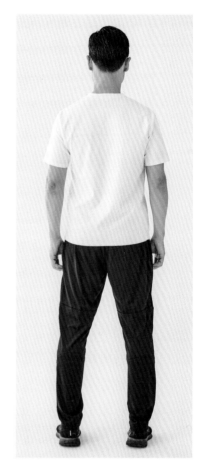

전신의 좌우가 대칭이고 균형이 맞으면 통증이 없다.

균형의 시작점이자 주춧돌, 발목

어떤 물체든 아래쪽의 기반이 무너지면 위로 갈수록 위태로워진다. 특히 사람은 직립보행을 하면서 균형에 상당히 민감할 수밖에 없는 구조의 몸을 지녔다. 그렇기 때문에 인체 구조상 맨 아래에 있는 발은 균형에서 너무나 중요한 부분이다. 발은 28개 내외의 뼈로 이루어져 있어서 단일 부위

중 가장 많은 뼈의 개수를 자랑한다. 자잘한 뼈들이 유기적으로 정보를 교환하고 움직이면서 균형을 이루기 위해서 노력한다.

발에서 우리가 살펴볼 포인트는 좌우 발목의 차이다. 발목은 서 있을 때보다 누워서 관찰하면 문제가 잘 드러난다. 발목의 좌우 균형이 맞지 않으면 누웠을 때 발끝이 몸 안쪽이나 바깥쪽으로 틀어지고, 발의 좌우의 길이가 다르거나 발목이 뒤틀려 있기도 하다. 누워 있을 때도 이런데 서 있을 때 양쪽 발목이 차이가 많이 난다면 문제가 더욱 심각해진다. 발목의 차이가 심하면 단순히 자세가 나빠지는 문제를 떠나 몸이 한쪽으로 기울고, 연쇄적으로 무릎, 골반 등 전신의 좌우 균형이 깨진다. 걷거나 뛰고 일상생활을 할 때 뻣뻣한 느낌이 들거나 움직임이 부자연스러운 것은 물론이다. 그러니 평소 자신의 발목을 잘 살펴보자.

사실 발목의 균형이 완전히 대칭을 이룰 수는 없다. 오른손잡이는 오른팔이 왼팔보다 더 발달하듯이, 자주 힘을 주며 사용하는 쪽의 발목이 더 발달해 있기 때문에 어느 정도는 좌우 발목의 균형에도 살짝 차이가 난다. 그러나 눈으로 보았을 때 양쪽 발목의 차이가 확연하다면 반드시 균형을 맞추려는 노력을 기울여야 한다.

무릎의 높낮이와 측면을 살펴라

두 번째 좌우 균형을 체크하는 포인트는 무릎이다. 무릎은 발목, 위로는 골반과 척추를 연결하는 부위다. 그만큼 하체로부터 부담을 받는다. 예를 들어, 발목을 삐끗한 뒤 제대로 치료하지 않으면 약해진 발목의 부담을 무릎이 받아 처리하고, 걸을 때마다 무릎이 뻐근하고 삐걱거리는 느낌을 받는다. 틀어진 골반으로 인해 한쪽 무릎에 지나치게 체중이 실려 통증이 발생하는 경우도 있다.

그렇다면 무릎의 균형은 어떻게 확인해봐야 할까? 우선 정면에서 양쪽 무릎의 위치가 서로 같은 높이에 있는지 살펴보면 된다. 또 무릎을 옆에서 보았을 때 앞뒤로 튀어나온 정도도 확인해야 한다. 무릎의 균형이 무너지면 한쪽 무릎이 앞으로 조금 더 튀어나오기 때문이다. 흔히 말하는 O자 다리, X자 다리처럼 휘어진 다리도 무릎의 균형이 나빠져 생긴 결과다. 무릎의 균형이 깨지면 통증은 물론 뼈의 변형까지 초래하니, 발목부터 허벅지까지 무릎을 중심으로 한 주변부 근육의 힘을 강화해 무릎의 안정성을 키워주어야 한다.

몸 중심부의 균형을 담당하는 골반

일반적으로 사람들이 가장 쉽게 느끼는 좌우 차이는 골반이다. 한의원에 치료를 받으러 오는 환자들도 "제 골반이 틀어진 것 같아요"라는 말을 자주 한다. 우리 몸의 단일 뼈 중에서 가장 크기 때문에 잘 드러나는 면도 있다. 골반은 상체와 하체를 잇는 몸 중심부에 위치한다. 그만큼 상체와 하체에 긴밀히 연결되어 있기 때문에 골반의 균형이 무너지면 전신의 균형이 깨질 수 있다.

골반의 좌우 균형은 어떻게 확인할 수 있을까? 거울로도 골반의 좌우 높낮이 차이를 쉽게 확인할 수 있을 만큼 일상생활을 하면서도 간단히 알아차릴 수 있다. 옷을 입고 다니다가 시간이 조금 지나면 옷 라인이 처음 위치한 자리에서 벗어난 경우를 경험해보았을 것이다. 특히 치마를 입었을 때는 골반의 틀어짐 정도가 얼마나 심한지 바로 알 수 있다. 골반 틀어짐이 심한 사람은 아침에 입고 나간 치마가 저녁에 벗으려고 보면 30도씩 비뚤어져 있기도 하다. 골반이 틀어진 사람들은 걸을 때도 표시가 난다. 걷는 모습을 뒤에서 보면 양쪽 엉덩이가 각기 다르게 움직이고, 한쪽 다리가 다른 쪽 다리보다 느리게 보행한다.

골반 좌우 균형에 문제가 생기면 상체로는 허리와 등, 어깨의 균형을 깨뜨려 통증을 일으키기도 하고 하체로는 엉덩이와 허벅지, 무릎, 발목의 균형을 무너뜨려 통증을 일으키기도 한다.

현재 입고 있는 옷의 라인을 체크해 골반이 얼마나 많이 틀어져 있는지 살펴보기를 바란다. 좌우 균형을 눈으로 직접 확인하기 쉬운 부위인 만큼 문제를 발견하고 해결하는 데도 유리하다. 지금 당장 똑바로 서서 거울로 골반의 높낮이를 확인해보고, 빨리 문제를 바로잡아보자.

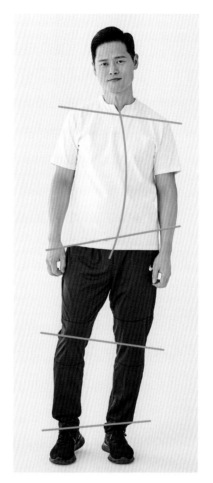

좌우 균형이 깨지면 발목, 무릎, 골반, 갈비뼈, 어깨, 목, 턱의 높낮이가 달라지고 통증이 나타난다.

상체의 다양한 통증을 일으키는 갈비뼈 비대칭

다음으로는 갈비뼈의 좌우 차이다. 좌우 차이가 나면서 갈비뼈가 틀어진 사람들이 상당히 많다. 한쪽 갈비뼈가 올라오고 틀어지면서 좌우의 높낮이도 다르다. 양쪽 손을 갈비뼈 아랫부분에 대보면 차이를 느낄 수 있다.

문제는 갈비뼈의 균형이 깨진 상태 즉, 비대칭 상태에서 일어나는 다양한 통증이다. 갈비뼈는 상체에서 역할이 많은 뼈다. 상체에 모여 있는 대부분의 장기를 보호하고, 상체 근육이 움직이는 데 깊이 관여한다. 그렇기 때문에 외상이나 안 쓰던 근육을 움직여서 나타난 통증 외에도 내부 장기로 인한 통증이 나타난다면 갈비뼈가 한쪽으로 틀어진 것인지 확인해보는 것이 좋다.

결림, 두통, 저림을 야기하는 어깨 불균형

어깨 불균형은 목과 어깨의 결림, 만성 두통, 긴장성 두통, 손 저림 등 다양한 통증을 야기한다. 통증이 아니더라도 어깨의 불균형이 오래 지속되면 피로가 쌓여 어깨가 무겁게 느껴지거나 팔을 들 때 뻣뻣하고 당기는 것과 같은 불편한 감각을 느낄 수 있다.

어깨도 좌우 높낮이를 쉽게 확인할 수 있는 부위다. 쇄골 라인, 그리고 어깨뼈 끝부분의 좌우와 골반의 좌우까지 큰 사각형을 그려보면 틀어진 상태를 짐작해볼 수 있다. 또 등에 가방을 멜 때 한쪽 끈은 괜찮은데 반대쪽 끈이 자주 흘러내린다면 어깨의 형태도 변한 것이라고 추측할 수 있다. 어깨 라인은 옷을 입고 봐도 금방 알 수 있는 부분이니 자주 살펴보며 좌우 균형을 맞추도록 노력하자.

몸 전체의 균형을 담당하는 목

목뼈는 우리 몸의 균형에서 너무나도 중요한데, 소홀히 취급되는 경향이 크다. 그나마 요즘은 일자목이나 거북목에 대해 많이 알려져서 목이 중요하다는 생각이 퍼지는 듯하다. 목은 인체의 발달과 구조적인 측면에서 상당히 중요한 부분을 차지한다. 그리고 척추의 좌우 균형의 키포인트이기도 하다. 특히 1번과 2번 목뼈의 균형이 몸 전체의 기능적인 균형을 담당하고 있다. 그래서 목이 틀어지면 비단 목과 어깨, 머리의 문제뿐 아니라 면역계, 피부, 저멀리 위치한 비뇨 생식계의 문제도 발생한다.

목은 우리 몸의 기둥인 척추의 시작점으로, 목과 주변부 근육에 힘이 강해야 두 발로 걷고 움직일 때도 기능적으로 문제없이 동작을 수행할 수 있게 된다. 아기가 기어다닐 때를 떠올려보자. 아기는 머리를 들면서 먼저 목을 가눈다. 그리고 기어다니면서 점차 목의 힘을 기른다. 이러한 훈련이 한참 동안 진행되고 나서야 척추에 힘이 생기고, 척추 전체가 S자 곡선을 이루게 된다. 척추의 S자 곡선이 바로잡혀야 두 발로 일어나서 몸을 지탱하는 힘이 갖춰진다.

그 외에도 목은 뇌와 직접적으로 연결이 되어 있는 중요한 부위이고, 척추 전체의 균형에 신호를 보내는 곳이며, 다음에 살펴볼 턱의 균형과도 연관이 있는 곳이다. 다시 강조하지만 목의 균형이 제대로 맞아야 몸 전체의 균형도 맞춰질 수 있다.

하루 종일 일하는 턱의 균형을 확인하라

아래턱은 사실 공중에 떠 있는 뼈다. 대부분의 뼈는 뼈와 뼈끼리 맞닿아서 관절을 이루고 서로 힘을 주고받는데, 턱뼈는 관절면을 이루고는 있지만 근육에 의존하여 달려 있다. 턱뼈의 균형이 틀어지면 안면비대칭과 같은 외관상의 문제뿐 아니라 턱과 얼굴, 목 등에 관련된 증상 및 통증까지 일으킨다.

우선 턱과 턱뼈, 턱 주변부 근육의 역할에 대해 간단히 살펴보겠다. 턱은 말을 하고 음식물을 씹는 데 주로 쓰인다. 사람이 음식을 먹고 다른 사람과 교류하는 행동을 안 할 수 없다. 그렇기 때문에 턱은 하루 종일 일을 한다고 볼 수 있다. 음식을 씹고 말하는 행동에서 그치지 않고, 만약 스트레스가 심하다면 잘 때도 턱에서 힘이 빠지지 않는다. 특히 한쪽으로만 음식물을 씹거나 턱을 괴거나 목뼈가 틀어져도 턱에서 그 결과가 나타난다.

입을 다문 상태로 좌우 턱 근육의 차이를 확인하기도 하지만 입을 벌리고 닫을 때 더욱 확실하게 턱의 불균형을 살펴볼 수 있다. 입을 벌릴 때 딱딱 소리가 나거나 입이 한쪽으로 틀어지면서 비뚤게 벌려지거나 입을 벌렸다 닫을 때 통증이 생긴다면 턱에 이상이 있는 것이다. 입을 벌리고 닫을 때 이러한 증상이 나타나면 양쪽으로 골고루 음식물을 씹거나 턱을 괴는 행동을 줄이는 등의 노력을 기울여야 한다.

이렇게 발목부터 시작해 무릎, 골반, 갈비뼈, 어깨, 목, 턱까지 인체 구조상 균형이 중요한 부위를 살펴보았다. 불균형은 어느 한쪽이 잘못되어서 하나의 문제만 생기는 현상이 아니다. 서로 연결되어 있기 때문에 한쪽의 문제가 다른 부분에 영향을 끼치고, 하나의 문제가 곧 전체의 문제라고 할 수 있다. 발목이 틀어지면 한쪽으로 뒤뚱거리며 걸으니 골반에도 문제가 생기고, 목뼈가 틀어지면 허리뼈도 틀어지는 것처럼 말이다.

우리는 어쩔 수 없이 몸의 좌우에 골고루 힘을 주는 행동보다 한쪽에 더 많은 힘을 싣는 생활을 한다. 오른손잡이, 왼손잡이를 구분 짓고 이름을 붙인 것처럼 몸의 한쪽 손이나 발을 자주 사용하는 것이 익숙하다. 양말이나 신발을 신을 때 나도 모르게 거의 항상 같은 쪽 발을 먼저 내밀 것이다. 방향을 틀 때도 유달리 선호하는 방향이 있고, 물건도 한쪽으로 더 많이 든다. 무의식적으로 그렇게 한쪽 몸을 쓴다. 그러니 의식적으로 운동을 통해 자주 사용하지 않는 쪽의 힘을 키워주어야 균형이 맞는다. 그래야 불균형으로 인한 통증이 사라지고 건강하게, 원활하게 움직일 수 있다.

물론 아무리 노력해도 좌우의 균형이 완벽할 수는 없다. 어차피 몸속 내장의 위치가 좌우 비대칭이기 때문에 태생적으로, 구조적으로 좌우의 차이가 발생한다. 하지만 약간의 차이가 있다고 해서 실망하거나 문제가 생길까봐 너무 걱정하지 않아도 된다. 몸에 무리를 주거나 통증을 일으키고, 의학적 치료를 받아야 할 수준이며, 순환과 면역에도 영향을 미치는 정도가 아니라면 미세한 차이는 괜찮다. 다만, 비대칭이 심해지지 않도록 끊임없이 불균형을 해소하려는 노력을 하면 된다. 아주 미세한 정도의 좌우 비대칭은 바로잡을 수 있다.

전후 균형을 바로잡아야 척추가 곧게 선다

이번에는 옆을 보고 섰을 때 몸의 앞면과 뒷면 즉, 전후의 균형이 어떤지 살펴보자. 아마도 대부분의 사람들이 앞을 보며 생활할 것이다. 특수한 경우에 처해 있지 않고서는 거의 모두가 앞을 향해 걷고, 보고, 이야기하고, 생활한다. 그러다 보니 자연스럽게 무게중심도 앞으로 쏠린다. 몸은 한쪽으로 집중된 무게를 분산시키고 싶어 한다. 앞으로 쏠린 불균형을 바로잡기 위해서 어떤 쪽은 뒤로, 어떤 쪽은 더 앞으로 잡아당기고 버틴다. 그렇게 점차 균형이 무너지는 악순환이 벌어지게 되는 것이다.

이때 몸의 앞뒤 균형을 확인하려면 두 가지 기준으로 살펴보면 된다. 첫 번째 기준은 2개의 선으로 측정한다. 귓불과 어깨 중앙을 연결하는 선과 골반, 무릎, 복숭아뼈를 연결하는 선을 머릿속에 그려보자. 2개의 선이 모두 곧으면 전후 균형도 정상이라고 가늠할 수 있다.

전후 균형을 확인하는 두 번째 기준은 척추의 라인이다. 옆에서 보았을 때 목뼈는 앞으로, 가슴뼈는 뒤로, 허리뼈는 다시 앞으로 꺾여 S자 곡선을 그리면 좋다. 정확히 말하자면 목, 가슴, 허리의 C자 곡선 3개를 연결한 곡선이 척추의 S자 곡선이다.

의식적으로 귓불과 어깨 중앙을 잇는 선, 골반과 무릎 그리고 복숭아뼈를 연결하는 선이 곧은지 스스로 몸의 균형 상태를 끊임없이 점검해봐야 한다. 또 100명의 의사가 있으면 100명 모두 중요성을 강조하는 척추의 S자 곡선을 유지하는 데 힘써야 온몸에 나타나는 통증에 시달리지 않을 테니 바른 자세에 더욱 신경 쓰기를 권한다.

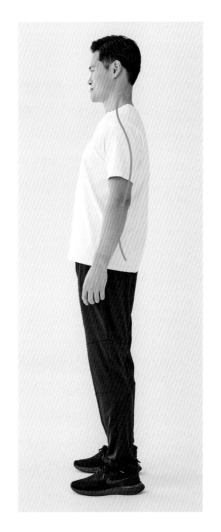

///// 목이 튀어나오면 차례대로 균형이 무너진다

몸의 균형이 앞으로 쏠리면 가장 많이 튀어나오는 부위가 목이다. 일을 할 때, 운전할 때, 무언가를 집중해서 볼 때, 책을 읽을 때, 휴대폰을 볼 때 머리가 앞으로 나와 있는 각도를 떠올려보자. 지금 책을 읽으며 앉은 상태에서는 어떤가? 어깨가 앞으로 말려 있고, 목은 앞으로 빠져 있으면서 턱은 목보다 더 앞으로 나와 있는가? 다른 사람이 휴대폰을 보는 모습을 관찰해 보자. 고개를 쭉 빼고 휴대폰 화면을 보는 자세일 것이다. 허리를 곧게 세우고 턱을 살짝 몸 안쪽으로 당겨서 목을 바르게 든 채 책을 읽거나 휴대폰을 보는 경우는 참 드물다.

평소 자세가 이렇다 보니 목 뒤와 어깨를 감싸고 있는 근육인 승모근이 항상 긴장 상태에 놓인다. 원래 목과 어깨를 감싼 것보다 더 앞으로 튀어나온 목과 말린 어깨를 지탱해야 하기 때문이다. 그러다 점차 자세가 악화되어 목뼈가 원래의 C자 곡선을 잃어버리고 뻣뻣해지면서 벽돌을 수직으로 쌓아올린 듯이 목뼈가 일렬로 놓인 일자목이 된다. 그 상태에서 일자목이 더욱 심각해지면 목뼈가 목과 어깨 연결 부위를 압박해서 승모근도 몸 앞쪽으로 돌출되고, C자 곡선이던 목뼈가 역C자 곡선을 이루는 거북목 상태로 발전하게 된다.

요즘 일자목, 거북목 형태를 지닌 사람들이 너무나 많이 늘었다. 목뼈의 상태가 이러면 목이 아프고, 어깨가 결리고, 등이 뻐근한 통증을 느끼는 데서 끝나지 않는다. 목은 척추 전체를 두고 보았을 때 시작점이자 정말 중요한 역할을 하는 부위이기 때문에 목 건강은 몸 전체의 건강과 직결된다. 목 건강이 전신에 미치는 영향에 대해서는 척추와 온몸의 관계를 설명한 다음 부분에서 자세하게 다루겠다.

목이 앞으로 빠지다 보면 어깨는 앞으로 말려서 둥글게 되고, 등도 구부정해진다. 사람이 사람다운 이유는 똑바로 서서 하늘을 바라보고 있어서라고 한다. 그만큼 옛사람들도 바로 세운 목, 넓게 편 어깨와 등이 중요하다고 생각했기에 나온 말일 것이다. 어깨와 등을 활짝 펴고 있으면 자세가 좋아지는 것은 물론이고, 자신감을 높여주는 호르몬도 펑펑 쏟아져 나온다. 반대로 어깨가 말리고 등이 굽으면 가슴이 쪼그라든다. 그러면 불안, 초조함을 유발하는 호르몬이 나온다. 어깨를 펴고 고개를 세워 바른 자세와 자신감을 모두 되찾길 바란다.

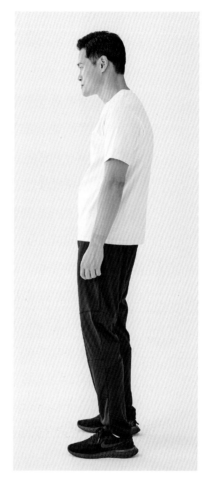

전후 균형이 틀어지면 목이 앞으로 튀어나오고 어깨가 둥글게 말리며 등이 구부정해지면서 상체 곳곳에 통증을 일으킨다.

⬛⬛⬛⬛ 허리와 골반의 불균형은 다양한 문제를 부른다

허리뼈는 위로는 목뼈와 가슴뼈, 아래로는 골반 사이에 위치하고 있어서 균형이 깨지면 너무나도 다양한 문제가 발생한다. 허리에는 허리뼈(요추)와 골반뼈가 중심이 되는데, 몸의 한가운데에서 위와 아래로부터 가해지는 압력을 고스란히 받아 요통이 발생하기 쉽다. 또한 골반 아래의 하체는 걷기, 뛰기 등의 보행과 밀접한 연관이 있다. 허리와 골반의 균형이 깨지면 하체 부종이나 통증이 생기며, 앉고 서고 걷는 등의 일상생활 중 수행해야 하는 모든 동작을 제대로 하지 못한다.

그중 허리와 골반의 앞뒤 불균형이 불러일으키는 문제로는 허리뼈가 너무 앞으로 나와 있는 요추전만, 자연스러운 곡선이 사라져 뻣뻣하게 펴진 일자허리, 군데군데 영양 부실이 보이는 퇴행성 변화와 디스크 협착 및 돌출 등이 있다. 또한 꼬리뼈가 위로 들려서 오리엉덩이가 되거나 아래로 너무 처져서 납작엉덩이가 되는 형태의 변화가 생기기도 한다.

허리와 골반을 옆에서 봤을 때 균형이 맞았는지, 불균형한 상태인지 확인하려면 골반의 위치를 보면 된다. 허리보다 더 확연히 앞으로 밀려나왔는지, 뒤로 굽었는지 등 골반의 위치를 보고 몸 중심부가 어떤 상태인지를 확인해보길 바란다.

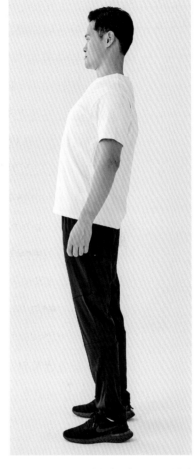

허리와 골반의 전후 균형이 맞지 않으면 허리뼈의 자연스러운 곡선이 사라진다. 골반이 기울면서 허리, 고관절, 다양한 하체 관절에 통증을 유발한다.

〰〰〰〰 하체 전후 균형의 핵심, 무릎과 발목

무릎은 전신의 무게 균형을 맞추기 위해 굽는 경향이 있다. 그러다 보면 무릎이 앞으로 튀어나온다. 전후 균형이 틀어진 상태가 오래 지속되면 무릎도 앞으로 튀어나온 위치를 기본값으로 설정하는 것이다. 그렇게 되면 무릎의 힘이 약해지고 주변부의 힘도 느슨해진다.

무릎의 가장 앞쪽에는 슬개골이라는 연골이 있는데, 무릎의 힘이 약해지면 슬개골이 압박을 받아 손상된다. 그리고 슬개골이 원래의 기능을 못해 가만히 앉아 있을 때는 괜찮지만 앉았다 서거나 움직일 때, 계단을 오르내릴 때 무릎에 시큰거리는 통증이 발생한다. 평소 무릎 꿇는 자세를 자주취하거나 책상다리를 하고, 하이힐을 신어 무릎에 실리는 체중을 더욱 높이는 경우 또는 무릎을 사용하는 운동을 무리하게 했을 때도 무릎은 앞으로 튀어나오고 연골에 가해지는 마찰 때문에 삐걱거리거나 뻐근한 감각이나타나기도 한다.

발목도 마찬가지다. 발은 전신을 지탱하는 역할을 하기 때문에 전후의문제보다는 좌우의 문제가 훨씬 큰 편이다. 하지만 몸의 전후 균형이 틀어지면 발목에 실리는 무게가 커진다. 그렇게 되면 발목이 살짝 틀어진다.발목의 균형이 깨지면 붓거나 딱딱 소리가 나고 심한 경우 염증 때문에 욱신거리고 시큰거리는 통증이 나타날 수도 있다.

스스로 앞뒤 균형을 확인하는 기준을 따라 몸 전체를 세심히 살펴보고,무게중심을 잘 배분할 수 있도록 노력해보자. 목의 움직임을 바르게 되돌리고, 움츠러든 어깨와 가슴(흉곽)을 열면서 허리와 골반을 전후좌우로 맞춰주면 몸 전체의 밸런스도 바로잡힌다.

어린 시절, 운동을 제대로 배우지 않은 채 무작정 따라 하고 오래 공부를하면서 자세에 신경을 안 썼더니 나도 몸의 균형이 틀어졌던 때가 있었다.목이 앞으로 쭉 빠지고, 등은 굽고, 허리는 아프고, 무릎과 발목 때문에 절뚝이면서 걷는 듯한 자세가 되었다. 한의학 공부를 하면서 균형에 대해서집중적으로 공부하며, 나아가 포인트 혈자리 스트레칭의 동작들을 실천하면서 점차 자세를 개선해왔다. 덕분에 어린 시절보다 지금이 훨씬 균형잡힌 몸이 되었다. 하지만 아직도 피곤하거나 오래 서서 강연을 하는 날이면

균형이 깨진 자세가 되고는 한다. 어릴 때 몸에 밴 습관이 무섭다는 사실을 다시금 깨닫게 된다. 그리고 좋은 상태를 유지하는 것은 참 어려운데, 나쁘고 익숙한 상태로 되돌아가는 건 한순간이라는 생각도 든다.

평소 자잘한 통증에 시달린다면 포인트 혈자리 스트레칭으로 몸의 균형을 조화롭게 만들어보자. 고질적인 통증에서 벗어날 것이다. 목이 원래 자리로 돌아가고, 가슴이 활짝 펴져 자신감이 생기며, 허리가 곧아져 힘없이 늘어진 코어 근육도 바로잡힌다. 척추를 통로 삼아 움직이는 뇌척수액의 흐름도 원활해져 만성 두통이나 척추를 따라 나타나는 근골격계의 통증도 완화된다. 특히 고관절과 무릎 등의 퇴행성 관절 변화를 늦추는 데도 도움이 될 것이다.

80% 이상의 사람들이
일생에 한 번은 요통을 겪는다

컴퓨터와 휴대폰에서 벗어날 수 없는 현대인들에게 목과 어깨 통증은 숙명처럼 따라다닌다. 통증은 여러 조직적인 원인에 의해 발생하지만 그중에서 틀어진 척추가 원인인 경우가 많다. 우리 몸의 기둥인 척추는 근골격계뿐 아니라 장기, 신경계와도 밀접한 관계를 이룬다. 몸 안쪽의 장기, 몸을 둘러싼 근육과 척추, 그리고 마음까지 모두 연결되어 있다. 척추 관리를 강조하는 이유가 여기에 있다. 척추가 온몸에 어떻게 연결되어 있으며, 어떤 증상들과 연관이 있는지 살펴보자.

목뼈가 담당하는 부위와 증상

목뼈(경추)는 몸에서 어떤 부분들과 상관있을까? 목뼈는 총 7개다. 그중 1번과 2번 목뼈는 머리를 직접적으로 떠받치고 있다. 지붕을 받친 기둥의

윗면이라고 생각하면 된다. 그만큼 머리의 무게에 영향을 바로 받는 뼈다. 사람 머리의 무게는 다른 동물들에 비해서도 현저히 무거운 편이다. 이렇게 무거운 머리를 목뼈가 받치며 그 부담을 나눠 받는다. 목뼈의 각 번호에 따라 어떤 부위와 연결되어 있고, 어떤 역할을 하는지 조금 더 구체적으로 알아보자.

목뼈 1번은 뇌에 혈액을 전달하는 공급로 역할을 한다. 그래서 뇌 활동과 관련된 많은 부분들에 영향을 준다. 집중력이나 기억력과 같은 두뇌 활동, 수면 상태, 두통과 어지러움, 혈압 조절, 불안·초조와 같은 감정 조절, 중풍이나 여러 정신과적 문제와 밀접한 관련이 있는 곳이다.

2번은 눈과 귀, 코의 기능과 연관이 깊다. 눈의 시력, 안구건조증, 다른 여러 가지 안질환과 관련이 있으며 귀의 통증과 이명, 귀먹음, 코의 비염, 축농증과도 연관이 있다.

3번은 뇌신경, 3차신경(얼굴 감각과 근육 운동을 담당하는 제5뇌신경), 안면신경에 영향을 준다. 그리고 얼굴을 덮고 있는 피부, 온몸의 피부 상태도 좌우하는 곳이다. 안면신경통이나 얼굴의 떨림, 여드름이나 아토피와 같은 피부질환, 탈모 등이 있다면 3번 목뼈를 살펴봐야 한다.

4번은 3번과 유사하게 귀, 코, 입과 연결되어 있다. 그중 특히 귀와 코에 발생하는 각종 증상이나 질환과 밀접하다. 4번에 문제가 생기면 코와 목 사이의 림프 조직인 편도선(목젖 양쪽에 위치)이 커져 코골이나 수면무호흡증, 잦은 편도염, 만성적인 중이염 등을 발생시키는 아데노이드(Adenoids)까지 일으킬 수 있다. 그리고 목·어깨 통증에도 관여한다.

5번은 인후두(입천장과 식도 사이) 부위와 관련 있다. 여기서 발생하는 문제 질환은 후두염, 편도선염, 목이 쉽게 자주 쉬는 증상이다.

6번은 목, 어깨, 폐 기능과 연결된다. 어깨 윗부분의 승모근에 묵직한 통증을 일으키기도 하고 목 디스크, 호흡기와 관련된 증상, 폐와 그 주변 기관지의 기능을 떨어뜨리기도 한다.

7번은 갑상선 기능, 목·어깨의 통증이나 저림 같은 감각 이상, 그리고 감기와 관련된다. 목 디스크는 4~6번 목뼈에서 많이 발생하고, 목·어깨 통증과 일자목 및 거북목은 6~7번 목뼈, 그 아래쪽의 등뼈(흉추)와 연관되어 나타나는 증상이다.

사실 목뼈를 1번, 2번… 식으로 구분해서 관련된 증상·질환을 100% 정확하게 매칭해 진단할 수 있는 것은 아니다. 앞서 말했듯 우리 몸은 칼로 두부를 자르듯 딱 나누어 구분할 수 없고, 각 부위가 서로에게 영향을 미치고 연결되어 있는 유기적인 관계를 이루기 때문이다.

다만, 비염이 있을 때 아무리 콧속에 스프레이를 뿌리고 약을 발라도 안 낫는다면, 피부 트러블이나 탈모가 이유 없이 생긴다면, 두통이 몇 년째 지속된다면 목뼈를 바로잡는 것을 시도해보라고 말하고 싶다.

등뼈는 장기와 밀접하게 연관되어 있다

흉추라고도 부르는 등뼈는 몸통의 대부분에 몰려 있는 장기들을 보호하듯 자리잡고 있다. 그렇다면 등뼈에 문제가 생겼을 때는 몸에서 어떤 증상이나 질환이 나타나는지 간단히 살펴보자.

1번 등뼈는 목, 어깨, 팔 쪽의 근육과 신경, 호흡기 기능과 연관이 있다. 여기에 문제가 생기면 감기, 호흡의 불편함이나 이상, 천식, 팔의 신경 이상, 손과 손끝에 나타나는 통증이 나타난다. 2번은 심장 기능과 3번은 폐 기능 및 기관지와 관련이 있어서 감기나 폐렴, 호흡기계의 여러 질환을 일으킨다. 4번은 담낭, 5번은 간과 혈액순환, 혈압 조절, 소화기를 담당한다.

6번은 위장 기능과 여러 가지 소화기계 문제, 7번은 췌장, 당뇨, 위, 십이지장에 염증을 발생시키기도 한다. 8번은 비장, 면역력, 횡격막 쪽에 결리는 담이나 딸꾹질, 9번은 신장 기능과 부신호르몬 관련 질환, 면역력 저하로 인한 피부 문제와 연관 있다. 10번은 신장 기능과 밀접한데 만성 피로나 요통을 주로 일으킨다. 11번은 신장 및 방광 기능, 온몸의 피부질환과 관련이 있고 12번은 소장, 임파선, 하복부의 순환, 장염 등에 영향을 준다.

등뼈의 신경은 위로는 폐, 심장까지 뻗어 있고, 중간 부분은 간, 담, 비, 위 등의 소화기에 닿아 있으며, 아래로는 소장, 신장, 면역계까지 영향을 미친다. 등뼈가 틀어지면 호흡이 불편하거나 심하게는 숨을 잘 쉬지 못하는 호흡 곤란이 발생하고, 부정맥이라고도 부르는 불규칙적인 심장 박동 이상 증상을 느낄 수 있다. 만성 소화불량, 면역력 저하도 등뼈가 휘면 생긴다.

⬛⬛⬛⬛⬛⬛ 허리뼈는 하체의 움직임을 관장한다

허리뼈(요추)는 5개다. 목뼈와 등뼈에 비해 비교적 적은 수의 뼈가 존재하지만 허리뼈는 하체 전체에 영향을 주는 중요한 뼈다. 또한 80%의 사람들이 살면서 한 번은 요통을 경험한다고 할 만큼 통증이 쉽게 나타나는 부위다. 목과 등을 봐서 짐작하겠지만 허리뼈는 하체, 아랫배와 비뇨 생식기와 연관된 부분이 많다.

1번 허리뼈부터 간단히 살펴보자. 1번은 대장 기능에 영향을 주는데 변비나 설사, 장염과 같은 비정상적인 장내 환경으로 인해 나타나는 질환을 일으킨다. 또한 림프절이 존재하는 서혜부의 림프순환에도 영향을 준다. 2번은 맹장과 골반염 같은 하복부의 염증, 3번은 방광, 자궁, 난소, 고환 등 성 기능과 밀접한 연관이 있다. 방광염은 물론이고 생리통과 생리불순과 같은 증상을 유발하며, 성 기능 저하나 불임, 여러 자궁질환, 갱년기 증상을 관장한다. 4번은 전립선질환, 요통, 좌골신경통, 방광 기능에 영향을 끼친다. 5번은 다리 쪽으로 내려가는 혈액의 순환 문제 또는 다리의 감각 이상, 종아리와 발목의 부종, 무릎 통증, 발이 차갑게 느껴지는 냉증 등과 연결된 뼈다.

허리뼈 아래쪽에 엉치뼈라고도 불리는 천골이 있다. 천골은 여러 개의 뼈가 붙어서 통으로 이루어진 형태인데 여기서 뻗어 나오는 신경들이 비뇨기계질환, 성 기능, 좌골신경통에 영향을 미친다. 허리와 엉덩이 사이에서 묵직하고 뻐근한 느낌, 찌르르한 느낌이 드는 것이 대표적이다. 천골 아래쪽의 꼬리뼈(미골)는 치질과 같은 항문질환에 관여한다.

번호를 붙여 허리뼈가 어떤 증상이나 질환에 영향을 주는지 살펴보았지만 그렇게 자세히 구분 지어 설명하지 않아도 허리뼈를 비롯해 척추가 중요하다는 것은 모두가 잘 알 것이다. 척추는 안쪽에 척수가 다니는 통로를 보호한다. 뇌라고 하면 보통 머리에 있는 것만 떠올리는 경향이 있는데, 사실 척추 안쪽에 쭉 붙어 있는 척수까지가 뇌다. 뇌척수액은 뇌와 척수를 통과해 흐르면서 몸 전체를 순환한다. 이러한 순환 다시 말해, 흐름이 뇌의 기능에서 엄청나게 중요하다. 척추가 틀어지고 뻣뻣해지면 이 흐름이 막히고 구불구불하고 소용돌이친다. 그러면 결국 뇌에 문제가 생기고 각 신경계에 나쁜 자극을 줘서 장기에도 영향을 미치게 되는 것이다.

척추만 튼튼하면 안 아플까?

척추가 중요하다는 것은 알겠는데 몇 가지 의문들이 들 것이다. '척추뼈를 어떻게 좋은 상태로 만들고 그 상태를 유지할 수 있을까?', '포인트 스트레칭 같은 동작들은 직접 뼈에 자극을 주지 않는데도 척추가 좋아지는 원리는 무엇일까?'와 같은 의문들에 대해 설명해보겠다.

폴대는 척추, 텐트에 묶인 끈은 근육

텐트를 치는 과정을 떠올려보자. 폴대를 땅에 박아서 세운 후 텐트 천을 덮는다. 천의 양쪽에 끈을 묶고 잡아당긴다. 이때 기둥 역할을 하는 폴대가 삐뚜름하면 어떻게 해야 할까? 폴대를 다시 곧게 세우거나 천에 묶어둔 끈을 양쪽으로 팽팽하게 당겨 균형을 잡으면 된다. 문제를 바로잡아서 단번에 상황이 해결된다면 좋겠지만 여기서 다시 생각해봐야 할 사항들이 생긴다. 첫째, 폴대를 똑바로 세우더라도 천의 양쪽 끈 사이의 균형이 맞지 않으면 기둥은 다시 무너진다. 둘째, 양쪽 끈의 균형을 맞추면 기둥이 삐뚤어져 있어도 텐트가 바로 설 수 있다.

기둥 자체도 중요하지만 기둥을 바로 서도록 지탱하는 끈이 텐트 전체의 균형을 맞춰주는 핵심 역할을 한다는 점을 알아차렸길 바란다. 탄력적이고 유연하게 움직이면서 폴대를 받치고, 양쪽에서 서로 동일한 힘으로 기둥을 잡아주는 끈이 비바람에도 쉽게 무너지지 않는 텐트를 완성한다. 텐트의 비유를 몸으로 옮겨보자. 척추는 폴대고, 텐트 양쪽에 묶은 끈은 근육에 해당한다.

여러 가지 치료법 중 척추를 직접 밀어넣어서 '뚝' 하는 소리를 내며 척추의 정렬을 맞추는 기법이 있다. 이런 방식으로 척추의 정렬을 맞추는 치료의 효과는 일시적이다. 척추를 지탱하고 있는 양쪽의 근육들(척추기립근)을 팽팽하면서 탄력 있게 만들고, 근육들 간의 균형을 잡지 않으면 척추는 다시 틀어진 상태로 돌아간다. 이미 잘못된 생활습관이나 자세로 척추가 틀어졌기 때문이다.

몸은 틀어진 척추를 '원래의 상태'로 인식한다. 너무 익숙해져서 잘못된 상태를 편한 상태로 받아들이고 그 상태를 유지하려는 것이다. 그렇기 때문에 척추를 망치로 두들겨서 곧게 편다 한들 편 상태가 유지되지 않는다. 일시적으로 척추의 정렬을 바르게 맞춰도 원래의 생활습관과 자세가 몸에 배서, 서서히 틀어진 상태로 복구되어버린다.

⬛⬛⬛⬛⬛ 척추를 지지하는 근육을 바로잡자

치료를 통해 일시적으로 되찾은 척추의 정렬을 유지하기 위해서는 스스로 운동하는 노력이 필수적으로 뒤따라야 한다. 사람이나 환경, 상태에 따라 다르겠지만 치료 방법도 뼈에만 초점을 맞추기보다 뼈 주변의 근육과 근막, 인대의 상태를 바로잡는 치료를 병행하면 좋다.

운동을 할 때는 몸 좌우의 균형을 맞출 수 있도록 신경 쓰면서 움직이길 권한다. 그래야 척추도 서서히 바른 상태로 되돌아간다. 다만, 인생에서 많은 것이 그렇듯 나빠지기는 쉬우나 좋아지는 데는 시간과 노력이 몇 배는 더 필요하다. 평생 지속해온 나쁜 자세와 생활습관이 한순간에 좋아질 수 없다는 사실을 받아들여야 한다. 3년 정도 자세가 안 좋았다면 제대로 되돌리는 운동을 10년은 해야 하지 않을까? 꾸준히 실천해보자.

왜 스트레칭을
해야 할까?

태풍이 지나간 산에 올라가 보니 큰 나무가 쓰러져 있다. 뿌리째 뽑혀서 옆으로 누워 있는 나무를 보니 '이번 태풍은 참 어마어마했구나'라는 생각이 든다. 그런데 가만히 보니 쓰러진 나무 주위로 작고 여린 나무들이 무성하다. 의외로 작은 나무들은 멀쩡하다. 커다란 나무가 강할 것 같고 작은 나무들은 여리고 약할 것 같은데, 꼭 그렇지만은 않다. 바람이 세차게 불 때 뻣뻣한 나무는 바람을 바로 맞아 상하지만 부드러운 나무는 바람을 흘려버리고 순응하여 손상이 덜한 것과 같은 이치다.

인체에 태풍 같은 충격이 가해졌을 때도 비슷하다. 조직이 뻣뻣하면 상처를 더 잘 입고 타격도 크다. 부드러운 조직은 손상도 덜하고 회복도 빠르다. 근육이 물렁한 것도 문제지만 지나치게 딱딱하면 부상당할 확률도 높다. 그러면 어떻게 해야 조직이 부드럽고 유연해질까? 해답은 혈액순환에 있다.

스트레칭은 혈액을 구석구석 전달한다

혈액은 혈관을 통해서 인체 조직 곳곳에 영양분을 공급한다. 혈액에 담긴 영양분은 신체 각 조직에 생명력을 불어넣는다. 생명의 기운을 품은 조직은 기능이 좋아지고, 원활하게 움직이며, 상처가 생겨도 금방 회복된다.

한의학에는 '통즉불통, 불통즉통(通則不痛, 不通則痛)'이라는 말이 있다. 통하면 안 아프고, 통하지 않으면 아프다는 뜻이다. 쉬운 말로 바꾸면 혈액순환이 잘 되어 혈액 공급이 원활하게 이루어지면 안 아플 것이고, 혈액순환이 안 되면 아프게 된다는 의미다.

온몸에 있는 근육에는 큰 혈관뿐 아니라 미세한 말초혈관들도 닿아 있다. 말초혈관들이 손끝, 발끝까지 잘 연결되어 혈액 공급이 원활히 되면 근육에 탄력이 생기며 건강해지고, 통증이 줄여들며 손상이 회복된다.

혈액순환에는 스트레칭이 큰 도움이 된다. 일정한 방향으로 몸을 쭉쭉 늘이면 근막이 이완된다. 근막이 이완되면 근육 사이의 노폐물이 배출된다. 골목골목에 쓰레기 청소차가 다니면서 쓰레기를 치워야 사람들도 편하게 길을 다닐 수 있듯이, 스트레칭은 근육에 쌓인 노폐물을 청소해 혈액이 돌아다닐 길을 만든다. 이렇게 스트레칭으로 부드러워진 근육 사이에는 혈액이 원활하게 공급된다.

스트레칭을 하는 방법은 여러 가지가 있다. 그중 한 포인트(지점)를 압박한 후 움직이는 스트레칭의 효과가 크다. 압박기법이 접목된 스트레칭이다. 스트레칭을 할 때 흔히들 자신이 목표로 하는 해당 근육을 통제하지 못하는 실수를 한다. 목을 스트레칭하겠다고 움직이는데 실제로는 등을 자극하고, 어깨에 자극을 줘야 하는데 알고 보니 팔뚝에 가하는 식이다. 그러한 실수를 방지하려면 몸을 움직이는 동작을 제한하고 자극을 제대로 전할 수 있는 지점을 눌러주면 된다. 그러면 목표 근육에 정확하게 자극을 전달할 수 있다.

한편 압박기법은 허혈성 압박기법이라고도 부르는데, 혈액 공급을 일시적으로 중단시킨다는 의미를 담고 있다. 한 지점을 꾹 누르면 순간적으로 피의 흐름이 멈춘다. 그리고 나서 누르는 힘을 다시 거두면 일시적으로 '쫙' 하는 느낌이 들며 혈액의 공급이 이루어진다. 어릴 때 손목을 잡고 주먹을 쥐었다 펴며 혈액이 한꺼번에 공급되는 감각을 느끼는 전기놀이를 해봤을 것이다. 이런 압박기법은 부항을 뜨거나 침을 놓거나 물리치료 중 마사지를 할 때도 활용된다.

그렇다면 압박기법을 혈자리에 응용하면 어떤 효과를 거둘까? 일반적인 스트레칭을 할 때보다 훨씬 강력한 변화를 일으킨다. 혈자리는 인체의 내부와 외부에 영향을 미치는 지점들로, 일정 부분을 자극하면 신호가 전달되어 몸의 변화를 일으킨다. 혈자리를 가장 강하게 자극하는 침 치료는 통증에 효과가 있다는 사실이 입증되어 전 세계 의학계에서도 널리 쓰이고 있다. 톡톡 두드리거나 지그시 눌러 자극하는 것만으로도 통증 치료에 긍정적인 영향을 미치는데 혈자리를 자극한 상태로 스트레칭을 한다면 혈액순환 촉진, 통증 해소 효과는 배가 된다.

▰▰▰▰▰▰ 혈액순환 개선을 극대화한 포인트 혈자리 스트레칭

스트레칭 방법 중에는 근육과 근막을 정적인 동작으로 늘이는 방식도 있고, 능동적으로 움직여주는 방식도 있다. 둘 다 각각의 장점이 있고 쓰임이 다르다. 큰 근육은 정적인 동작으로 늘이는 스트레칭을 하고, 통증 개선이나 재활 등을 할 때는 작은 범위 내에서 움직이며 근육과 근막을 늘이는 스트레칭이 큰 효과를 낸다. 포인트 혈자리 스트레칭처럼 혈자리를 누른 채 움직이는 방식은 후자에 가깝다. 그렇게 특정 범위 내에서 움직이며 스트레칭을 하면 혈자리에 전달되는 자극도 훨씬 강해지고, 근막을 이완하는 힘도 좋아지면서 혈액순환 개선 효과를 극대화할 수 있다. 한마디로 포인트 혈자리 스트레칭은 혈액순환을 돕는 종합 선물 세트라고 할 수 있겠다. 이 방법으로 혈액을 모세혈관 끝까지 구석구석 잘 전달하면 근육이나 근막의 통증이 개선될 뿐 아니라 여러 가지 이점을 얻을 수 있다.

혈액순환이 저해된 환경이 지속되면 손끝과 발끝 피부 끝에 위치한 모세혈관들이 꼬이고, 막히고, 잘려나가는 현상이 나타난다. 혈액 공급이 안 되니까 근육이 딱딱해지고, 손발이 차가워지고, 피부 트러블이 생긴다. 외적인 문제만 발생하는 것이 아니다. 몸 내부에 있는 근육 중에서 혈액 공급이 가장 필요한 곳들이 소화기, 뇌, 성기다. 혈액순환 문제는 소화불량을 일으키고, 장 트러블을 만들며, 뇌가 집중하는 일을 방해하고, 남성의 활력과 여성의 임신·출산 능력을 저하시키기도 한다.

이런 내부 장기들을 시작으로 온몸에 혈액이 필요하지 않은 곳이 없으니, 한두 군데에서 그치던 문제가 전신으로 퍼져나간다. 혈액순환을 촉진하는 것은 통증을 줄이는 것뿐 아니라 온몸의 질병에도 적극적으로 대처하겠다는 뜻이기도 하다.

대부분 스트레칭을 운동 전 부상 방지 목적으로 하고 있지만 사실 스트레칭의 효과는 그보다 더 크고, 혈자리를 자극한 뒤 움직이는 포인트 혈자리 스트레칭은 조금 더 큰 범위의 문제까지 해결한다. 운동 능력을 향상시키는 것은 물론, 온몸의 혈액순환을 활발하게 만들고 면역력을 회복시키며, 스트레스를 줄여 신체 전반과 정신의 건강을 향상시킨다. 몸을 관리하는 적극적인 방법, 포인트 혈자리 스트레칭의 효과를 정리해보겠다.

포인트 혈자리 스트레칭의 효과

- 포인트 혈자리 스트레칭은 근육의 긴장을 완화하고 편안하게 만들어준다. 몸을 움직이는 동작을 자유롭게 하고 운동 능력을 향상시킨다.

- 근육, 인대, 관절 조직의 가동 범위를 넓힌다. 부상을 막고, 손상을 입더라도 회복 능력을 높여 재활에 도움을 준다.

- 혈액순환을 촉진하여 근골격계뿐 아니라 내부 장기와 조직에도 영양분이 가득한 혈액을 공급한다.

- 혈자리(포인트)는 인체 혈액순환이 극대화된 곳이며 동시에 내부의 장기와도 연결된 일종의 스위치다. 혈자리를 누르고 자극을 전하면 근육의 상태가 회복될 뿐더러, 소화기(입, 식도, 위, 소장, 대장), 오장(심장, 폐, 비장, 간, 신장), 자궁과 같은 인체 내부의 에너지가 담긴 장기에 발생한 문제도 해결할 수 있다.

- 뇌의 혈액순환이 좋아지고 호르몬 분비, 자율신경계 조절이 원활해져 감정을 스스로 통제하는 능력이 생긴다.

포인트 혈자리를 누르는 이유

한의학에는 수천 년 동안 인체를 관찰하고 치료한 경험이 누적되다 보니 사람의 몸에는 특이한 반응점들이 있다는 사실을 발견하고 체계적으로 정리했다. 이 반응점들은 열두 가지로 분류된다. 인체의 상하로 흐르는 물길과 같은 이 체계들을 위아래로 흐른다는 뜻의 '경(經)', 서로 연결한다는 뜻의 '락(絡)'을 써서 경락이라고 부른다. 경락은 각기 장기와 연결되는데 예를 들어, 폐 경락은 폐와 관련된 반응을 일으킨다. 기침을 하거나 피부에 뽀루지가 나거나 쉽게 피곤해지는 것이 폐와 관련된 증상들인데, 이런 증상들이 나타나면 폐 경락에 반응이 나타나고 이 반응을 잘 다스리면 폐와 관련된 증상들 역시 나아진다. 이렇게 수천 년 동안의 경험이 누적된 인체의 빅 데이터가 쌓인 결과물이 경락이다.

몸의 문제를 알리는 이상 신호, 혈자리

경락은 마치 한줄기의 물길처럼 흐른다. 이 물길 위에 가끔 특이한 곳들이 발견된다. 완만한 물살이 있는 반면 때로 소용돌이가 치는 곳, 수면 아래에 돌부리가 있어 물길이 거세지는 곳, 땅이 움푹 패여 물길도 갑자기 푹 꺼지는 곳이 있다. 강물의 흐름이 원활하려면 그 흐름을 방해하는 부분들을 복구해야 한다. 소용돌이가 치는 곳은 와류(渦流)가 생기지 않게 지형을 메우고, 돌부리는 치우며, 아래의 땅을 정리해야 한다.

경락에도 문제가 생기면 특이한 반응을 보이는 곳들이 존재한다. 이러한 곳을 혈자리라고 하고, 경락 위에 있는 혈자리라고 해서 한의학에서는 경혈이라고 부른다. 이제 몸에서 발생한 문제를 해결하려면 경락 전체 대신 경혈과 혈자리만 잘 돌보아도 되겠다는 생각이 들 것이다.

왜 혈자리에서 이상 반응이 나타나는 것일까? 몸의 겉에서 나타나는 문제 외에도 내부 장기의 문제까지 혈자리에 나타나는 이유는 무엇일까? 이에 대한 답은 '기(氣)'라는 개념을 먼저 이해해야 한다. 전 세계의 수많은 과학자들이 기의 실체를 밝혀내기 위해 부단히 노력했지만 아직 정확한 실체를 알아내지 못했다. 지금까지의 결론도 '신체 치료에 효과는 있으나 실제로 볼 수는 없는 것'으로 내려져 있다.

혈자리는 기가 반응하는 곳이다. 기의 실체를 알 수 없어 해부학적으로 설명하기는 곤란하지만 신경과 혈관의 흐름, 근막의 반응, 척수의 흐름, 호흡 등을 살펴보면 기의 흐름도 간접적으로 추정할 수 있다. 어떤 곳은 눌렀을 때 아무런 느낌이 없는데 어떤 곳은 찌릿한 감각이 느껴지고 예민하다. 또 어떤 곳은 누르면 시원한데 어떤 곳은 아프다.

앞서 말했던 물길을 떠올려보자. 예민하고 아픈 곳은 물길에서 문제가 생긴 곳들이다. 그 부분에 복구공사를 한다면 물길이 원활해진다. 혈자리를 누른다는 의미는 기의 흐름이 잘못된 곳을 찾아 바로잡는다는 의미다. 간단히 말해 혈자리를 눌러서 안 아프게 만들면 기가 좋아지고, 따라서 몸도 나아지고, 바깥의 근육뿐 아니라 몸 안의 오장육부도 치료된다.

◗◗◗◗◗◗◗◗◗◗ 근막의 통증을 해결하는 비법, 혈자리 자극

이 책에서는 주로 스트레칭으로 통증을 다스리는 내용을 전할 것이다. 통증은 일차적으로 근육이나 뼈에 의한 문제 때문에 나타나지만 그것만이 원인의 전부가 아니다.

오장육부에서 비롯되는 통증도 있고, 정신적인 문제로 인한 통증도 있다. 다양한 예를 들어보겠다. 소화가 안 돼서 체하면 등 한가운데가 아프다. 긴장하면 배가 아프다. 위장질환이 오래 지속되면 허벅지의 살이 빠지고 이어서 무릎이 약해진다. 신장 기능이 나쁘면 엉덩이가 약해지고 허리가 상한다. 이런 통증은 근육을 늘이는 스트레칭이나 강화시키는 근력 운동만으로 해결할 수 없다. 보다 근본적으로 몸 내부의 문제와 정신적인 문제까지 함께 해결해줘야 통증이 나아진다. 허리가 아파서 파스를 붙이고 물리치료를 받아도 쉽게 낫지 않는다면 근육의 문제가 아닌 다른 문제가 있는지 살펴볼 필요가 있다. 혈자리 자극은 근육과 신경, 몸 안에서 발생한 문제까지 종합적으로 해결할 수 있는 치료법이다.

근육 위에 위치한 혈자리는 문제가 발생한 근육을 조금 더 깊게 만지는 스위치다. 근육은 근막이라는 얇은 막으로 싸여 있다. 근막은 온몸을 둘러싸고 있는데, 근막이 건강해야 근육도 비로소 건강해진다. 스트레칭을 하거나 마사지를 받거나 근육과 인대를 강화하려고 움직일 때 사실은 근육과 인대보다 근막을 이완하고 강화하는 것이 더 중요하다. 이때 혈자리는 근막을 치료하는 핵심적인 역할을 수행한다. 혈자리를 잘 누르면 근막이 편안해지기 때문이다. 그래서 통증이 있을 때 혈자리를 자극하면 희한하게도 통증이 스르르 사라진다.

근막은 강한 자극에 단단하게 굳는다는 특성이 있다. 근막은 마치 연인의 손을 잡듯 부드럽게 자극해야 스르르 풀려서 기운을 전달할 수 있는 상태가 된다. 그래서 마사지를 한다고 세게 누르거나 두드리면 오히려 근막이 긴장해 더욱 단단해지는 결과를 낳는다. 반대로, 가볍지만 묵직한 자극으로 지그시 근막을 터치하면 근막의 기운이 원활해져서 몸이 변화하고 통증이 풀린다.

일반적인 스트레칭을 할 때도 혈자리와 근막을 염두에 두고 동작을 시행하면 훨씬 효과가 좋다. 스트레칭을 하다가 움직임이 제한되거나 통증이 나타나는 부위가 있다면 그 부분을 풀어줄 수 있는 혈자리를 자극하며 스트레칭해보자. 가동성이 높아지고 통증 해소 효과가 배가 된다. 통증이 있는 곳의 혈자리를 누른 상태로 스트레칭을 하면 근막이 이완되고 혈액순환도 왕성해지면서 통증이 사라진다. 일반적인 스트레칭을 할 때보다 더 큰 효과를 내는 비밀의 열쇠가 바로 혈자리다.

혈자리를 눌러
통증 해소 스위치를 켜라

손의 감각이 뛰어나다면 손으로 직접 혈자리를 자극하는 편이 좋다. 혈자리에서 느껴지는 독특한 감각을 알아차리면서 움직이는 게 좋기 때문이다. 혈자리를 자극할 때는 반응과 교감이 굉장히 중요하다. 손으로 직접 자극하면 몸이 어떻게 반응하는지 느끼기 가장 좋지만 손가락과 손이 쉽게 피로해진다는 단점이 있다. 지압봉 같은 도구를 활용하기도 하는데, 주위에 그런 물건이 없으면 펜의 뭉툭한 끝이나 휴대폰의 모서리를 활용해 혈자리를 자극해도 좋다.

혈자리에 전기 자극이나 고주파·저주파 등의 자극을 주는 것도 좋은 방법이다. 아로마 오일을 떨어뜨려서 살살 문지르는 것도 혈자리에 자극이 충분히 전달된다. 다만, 마사지건은 주의해야 한다. 마사지건은 빠른 진동으로 자극을 전하는 도구다. 뭉친 근육을 풀어줄 때는 좋지만 혈자리를 자극하거나 근막을 풀어주는 데는 알맞지 않다. 마사지건은 근육 전체를 풀어주는 용도로 사용한 후 따로 반응을 일으켜야 하는 혈자리를 눌러서 정체된 혈액이나 기운을 순환시키는 방법을 추천한다. 어떤 방법이든 혈자리에 반응을 일으키고 그때 일어나는 현상과 느낌을 기억하면 몸에서 일어나는 변화가 더 커지니 다음의 방법들 중 자신에게 맞는 방법을 찾아 혈자리를 자극해보자.

누르기

몸에 직접 실습해보자. 체한 것처럼 속이 더부룩할 때 자주 찾는 합곡혈을 누른다고 가정해보겠다. 합곡혈은 엄지손가락과 검지손가락 사이의 살이 두툼한 곳에서 가장 높은 부위에 위치한다. 한쪽 손의 합곡혈 윗부분에 반대쪽 엄지손가락으로 대고, 검지손가락은 손바닥 쪽에 댄다. 엄지손가락과 검지손가락으로 천천히, 그리고 점차 깊게 누른다. 가장 깊이 누른 상태에서 3초 정도 멈춘다. 누르지 않은 상태를 1층이라고 가정하면 가장 깊이 누른 상태를 지하 10층 깊이라고 표현할 수 있을 것이다. 지하 10층 깊이에서 머무른 지 3초가 지났으면 이제 다시 지하 5층까지 올라온다. 1초를 쉬고 다시 10층 깊이까지 지그시 눌러 3초 동안

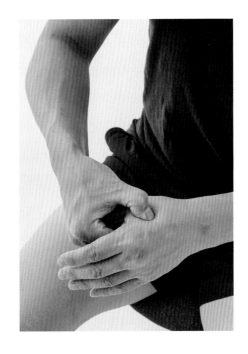

멈춘다. 이 동작을 두세 차례 반복한다. 손의 감각이 예민한 사람은 누르는 도중에 근막이 변화하는 감각이 느껴지겠지만 못 느껴도 상관없다. 이렇게 누르는 것만으로도 변화는 일어난다.

다른 방법도 있다. 자극의 강도를 조절하는 위의 방법보다 더 간단하다. 그저 지그시 누르고 있는 방법이다. 가만히 5~10초간 혈자리를 누르고만 있어도 근막이 변화하는 느낌이 난다. 이런 자극을 몇 번 반복해서 주면 근막에 혈액이 유입되고 정체되었던 순환이 다시 원활해진다. 조직에 생기가 돌고 활력이 생기면서 몸 자체의 치유 능력이 올라간다. 문제가 발생했던 조직이 복구·재생되고 회복되는 것이다.

손으로 혈자리를 자극할 때는 일련의 과정을 손끝이나 손바닥에서 전부 느낄 수 있다. 근막이 풀리는 느낌, 혈액이 유입되는 느낌, 뻣뻣하고 딱딱했던 조직이 늘어나면서 따뜻해지는 느낌 하나하나를 온전히 느끼길 바란다. 스트레칭을 할 때도 아무 생각 없이 몸을 움직이는 것과 늘이려는 부위에 집중한 채 호흡하며 한 부분, 한 부분씩 늘려가는 것은 결과에서 굉장히 큰 차이가 나는 것처럼 혈자리도 몸이 변하는 감각에 집중하며 눌러야 효과가 크다.

두드리기

혈자리는 톡톡 두드릴 때도 효과를 얻을 수 있다. 혈자리의 반응은 일종의 전기적인 신호와 같아서 스위치를 켜기만 해도 반응이 생긴다. 손끝으로 톡톡 두드리는 동작으로 스위치를 켜보자. 주로 검지손가락과 가운뎃손가락, 약손가락을 모아 가볍게 두드린다. 자극의 양은 적지만 간편하다.

‖‖‖‖‖ 누른 채 움직이기

혈자리를 자극하는 방법 중 가장 간단하면서도 효과가 큰 방법이다. 또 위에서 소개한 전통적인 방식으로 혈자리를 누르는 것이 익숙하지 않은 사람들도 이 방법은 쉽게 활용할 수 있다.

시행하는 방법은 다음과 같다. 먼저 혈자리나 반응점을 눌러 자극을 준다. 자극을 주는 강도를 그대로 유지한 채 해당 부위를 움직인다. 그러면 혈자리에 가해지는 자극의 깊이가 더 깊어지고 강도가 다양해진다. 예를 들어, 자고 일어나서 목이 잘 안 돌아갈 때 목과 어깨가 연결되는 위치의 포인트 혈자리인 견정을 누른 다음 목을 좌우로 천천히 돌린다. 그러면 목을 그저 꾹꾹 누르며 마사지할 때보다 더욱 큰 자극이 전달된다. 게다가 자극의 정도가 목을 움직일 때마다 조금씩 달라지니, 스스로 자극에 강약을 주며 통제할 수도 있다.

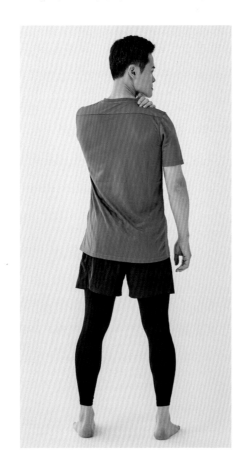

이때 주의할 점은 움직일 때 혈자리를 누르는 힘의 강도를 그대로 유지해야 한다는 점이다. 앞서 예를 들었던 동작을 다시 떠올려보면 이해가 쉽다. 목을 좌우로 돌리는 정도는 스스로 조절하되,

건정을 누르는 힘은 일정하게 유지해야 한다는 뜻이다. 자칫 움직이는 동작을 할 때 혈자리를 누르는 힘이 약해질 수 있기 때문이다. 그렇게 되면 통증 해소 효과가 반감된다.

####### 도구 활용하기

보통 도구는 혈자리를 지그시 누르고 문질러서 자극하고, 근막을 이완시키며, 꽉 뭉친 근육과 인대를 풀어주는 용도로 쓴다. 이때 혈자리를 누르고 문지르는 도구가 너무 뾰족할 필요는 없다. 한의사들이 치료에 활용하는 침은 혈자리에 강한 자극을 주기 위해 살을 뚫고 들어갈 수 있도록 고안해 만든 도구다. 침은 몸 안에 들어가기 때문에 뾰족해야 통증을 덜 느낀다. 하지만 대부분의 도구는 피부 겉에서 작용하므로 오히려 끝이 뭉툭한 것이 낫다. 깊고 묵직한 자극을 주는 도구로 준비하자. 시중에 나와 있는 마사지봉이나 지압봉을 사용하면 좋다.

도구로 혈자리를 자극할 때도 앞서 설명했던 방법들과 크게 다르지 않다. 뭉툭한 끝부분을 혈자리나 자극이 필요한 지점에 대고, 손으로 누를 때처럼 천천히 묵직하게 압력을 가한다. 아픈 듯하지만 고통스럽지는 않고, 시원한 느낌이 드는 정도까지 자극하면 좋다. 이 상태에서 숨을 천천히 내쉬고 들이마시며, 눌렀다 떼거나 문지르거나 돌리는 등 다양한 동작을 해도 되고, 혈자리를 누른 채 해당 부위를 직접 움직여도 괜찮다.

마사지볼이나 요가링, 폼롤러와 같은 도구들은 스스로의 무게를 활용해서 안전하게 혈자리를 자극하는 도구로 강력하게 추천한다. 바닥과 혈자리 사이에 마사지볼을 대고서 가만히 누워 호흡만 해도 혈자리가 깊이 자극되고 문제가 생긴 주변부의 근막이 풀린다. 그 상태에서 살살 움직이거나 일

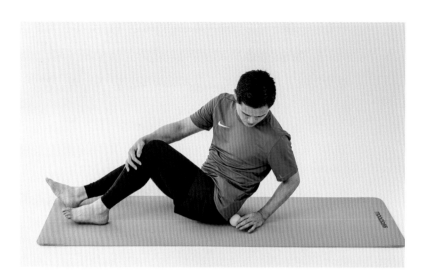

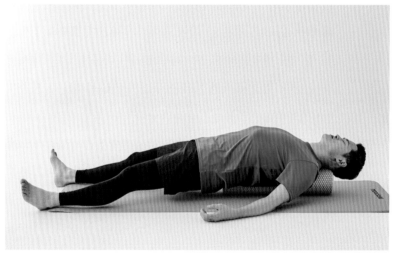

정한 방향으로 반복 동작을 해주면 훨씬 깊은 자극을 느낄 수도 있다. 폼롤러는 등이나 엉덩이, 허벅지 등 큰 덩어리의 근육에 활용하기 좋고, 마사지볼은 어깨나 팔뚝, 종아리처럼 작은 근육에 쓰기 좋다.

전기를 활용하거나 전자파를 이용한 다양한 도구들도 시중에 많이 나와 있다. 하지만 이런 도구들은 혈자리의 반응을 직접 느끼기 힘들고, 일방적으로 도구에 맞춰진 프로그램화된 동작만 하게 된다는 단점이 있다. 물론 간편하면서 힘이 덜 든다는 점에서는 좋다. 넓은 면적의 근육이나 근육을 전반적으로 편안하게 풀어주는 데도 좋으니 용도에 맞게, 상황에 맞게 도구를 활용하자.

Key
Point

몸은 서로 관련이 없는 것 같은 부위도 연결되어 있는
유기적인 구조를 이룬다. 놀랍게도 귀를 자극하면 돌아가지 않던
목이 기름칠을 한 듯 돌아가고, 손목을 짚고 목을 까딱거리면
만성 두통이 깨끗하게 사라진다. 이렇게 우리 몸에는
통증을 해결해주는 수십, 수백 가지의 지점 다시 말해,
'포인트'들이 있다. 포인트를 누르고 주변에 굳거나 눌린
근육, 인대, 신경을 풀어 통증을 없애는 원리를 담아 포인트
혈자리 스트레칭을 개발했다. 지긋지긋한 통증에서 해방되는
스트레칭을 부위별·증상별로 자세히 알아보자.

Part 2

누르면 통증이 사라지는 포인트 혈자리 스트레칭

머리가 깨질 듯 아픈
만성 두통으로 힘들어요

—

편두통이 자주 생겨요

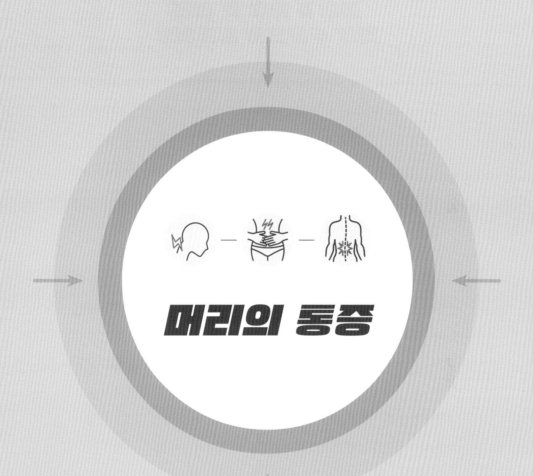

머리의 통증

머리가 깨질 듯 아픈
만성 두통으로 힘들어요

두통의 원인은 다양하다. 스트레스뿐 아니라 내부 장기의 원인, 영양 불균형도 두통을 일으킨다. 한의학에서는 두통이 발생하는 부위에 따라 원인을 분석한다. 뒷머리는 급성 스트레스나 추위 같은 기후에 의한 두통이 발생한다. 옆머리의 두통은 만성 스트레스, 앞머리에서 나타나는 두통은 보통 소화기 문제와 동반되는 경우가 많다. 윗머리의 두통은 주로 면역력 저하 때문에 발생하는데 체온이 떨어지면 더욱 심해진다. 이렇게 원인은 다양하지만 여러 원인을 통합적으로 없애는 포인트 혈자리들이 있다.

두통을 해소하는 포인트 혈자리 3

몸과 머리를 이어주는 목 부위에서 혈액순환을 도와 두통을 줄여주는 포인트 혈자리는 천주다. 천주는 1번, 2번 목뼈에 크게 영향을 미친다. 목에서 머리로 올라가는 혈관과 신경이 지나가는 길목이기 때문에 온갖 혈류 문제를 해결하는 중요 포인트다.

한편 두개골의 움직임은 골반·꼬리뼈의 움직임과 같다는 이론이 있다. 앞머리는 꼬리뼈, 옆머리는 골반뼈와 대응해 움직인다. 수많은 임상 실험을 통해 밝혀진 이 이론으로 상당히 많은 연계 증상이나 질환을 치료하는 데 도움이 되었다. 두통이 잦은 사람들은 틈틈이 골반 스트레칭을 하고, 꼬리뼈를 자주 자극하면 좋다. 한의원에서 만성 두통을 치료할 때 꼬리뼈에서 피를 뽑는 부항을 뜨는 것이 그런 이유에서다.

모든 두통에 효과적인 포인트 혈자리로 태연도 빼놓을 수 없다. 태연은 소화기의 기능이 약해졌을 때 눌러주면 답답한 호흡이나 가슴의 통증을 완화해주는 효과를 낸다. 소화기의 순환이 원활해져야 몸을 순환하는 에너지가 넘쳐흐른다. 태연을 눌러 기운이 꽉 막힌 머리 쪽까지 순환 에너지가 올라갈 수 있도록 해야 한다.

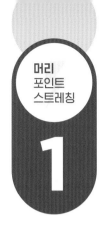
천주 누른 채 고개 숙이고 젖히기

효과 머리로 올라가는 혈액의 흐름을 틔워주어 뒷목과 목덜미에 나타나는 통증을
완화시키고, 두통을 해소하는 데 도움이 된다.

1

양쪽 엄지손가락으로
천주를 꾹 누르고,
고개를 살짝 뒤로
젖힌다.

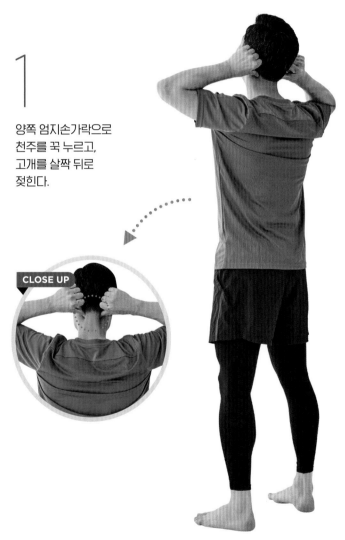

CLOSE UP

뒷목 머리카락
라인에서 가운데의
목뼈 바깥으로 양옆에
손가락 하나 너비만큼
움직인 지점

천주

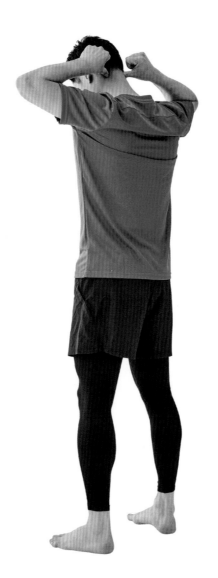

2

누르는 힘을 유지한 채
고개를 앞으로 숙였다가
원래 자세로 되돌아온다.

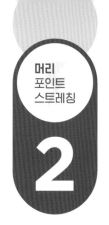

주먹 깔고 앉아 손 움직이기

효과 척추의 아랫부분과 골반 시작 부분을 자극한다. 척추 안의 뇌척수액의 흐름이
원활해지도록 만들어 두통을 완화시킨다.

1

양손으로 주먹을 쥐고
팔을 뒤로 돌려, 손등의
관절 부분을 엉덩이 뒤
천골뼈(엉치)에 대고
앉는다.

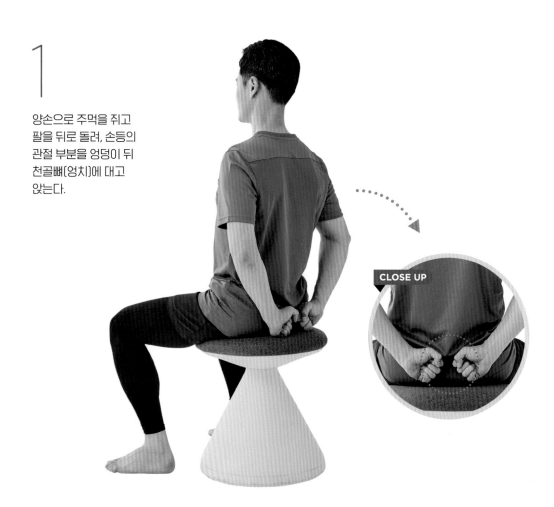

CLOSE UP

천골

척추의 맨 아래 끝과
골반이 시작되는
사이(엉치뼈와 꼬리뼈
부근)

2

주먹을 누르듯이 살며시
몸을 뒤로 기울인 다음
손을 이리저리 움직인다.

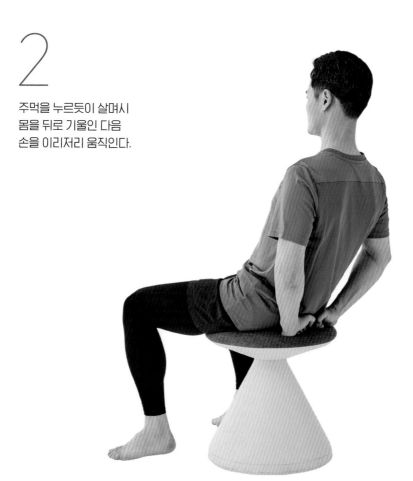

태연 누르고 손목 까딱거리기

효과 묵직하고 어지러운 증상의 두통을 없애는 데 탁월한 효과가 있다. 산소와 혈액 공급을 원활하게 해줘서 머리가 맑아지고 상쾌해진 느낌이 들게 한다.

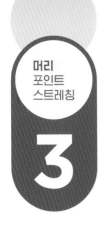

손바닥이 하늘을 향하도록 왼팔을 든다. 오른쪽 엄지손가락으로 태연을 누른다.

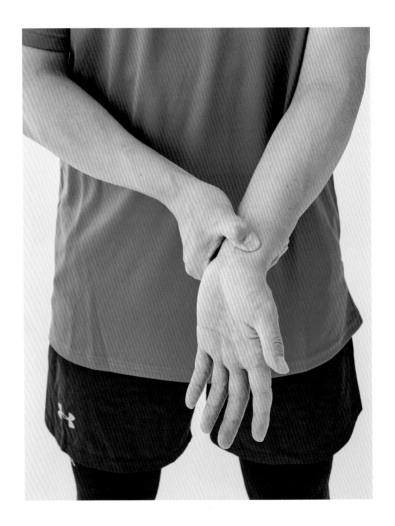

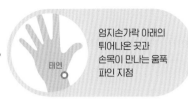

2

누르는 힘을 유지한 채
손목을 몸 안쪽으로 최대한
당겼다가 그대로 몸
바깥으로 최대한 젖힌다.

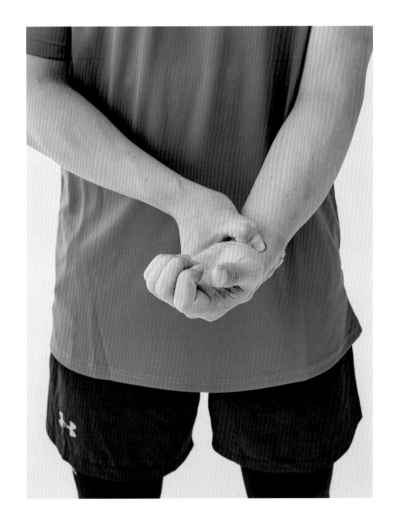

편두통이
자주 생겨요

두통 중에서도 옆머리에 나타나는 찌릿하고 날카로운 편두통은 주기적으로 발생한다. 왜 옆머리가 유독 아플까? 그 이유는 두개골의 생김새에서 찾아볼 수 있다. 머리뼈는 1개가 아니라, 여러 조각의 뼈가 붙어 덩어리를 이룬 구조다. 각 조각들은 일정한 리듬에 따라 움직이는데 이 움직임이 조화로우면 머리 쪽의 혈액이나 신경의 순환도 편안하다.

그런데 머리뼈의 각 부분이 제각각 따로 움직이고 조화가 깨지면 어떨까? 신경순환에 문제가 생기고, 머리뼈를 둘러싼 주변 근육에 혈액 공급이 원활하지 않게 된다. 옆머리는 머리뼈의 조각들이 가장 많이 모인 곳이다. 그래서 머리의 혈관 기능이나 신경순환에 문제가 생기면 옆머리 쪽의 머리뼈들이 움직일 때 균형이 무너지기 쉬워서 편두통이 발생한다.

편두통을 없애려면 포인트 혈자리를 문질러라

옆머리의 조각들이 많이 모인 부분에 위치한 포인트 혈자리는 솔곡이다. 두개골을 감싸고 있는 혈관과 근육이 잘 굳는 위치에 솔곡이 있다. 솔곡 주변을 부드럽고 가볍게 문질러 굳은 부분만 풀어주어도 편두통이 상당히 경감된다.

자율신경계를 안정시켜서 편두통을 완화시키는 포인트 혈자리도 있다. 예풍이다. 예풍은 머리로 흐르는 혈액의 순환을 돕기 때문에 편두통 개선은 물론이고, 눈을 밝게 만든다. 이명이나 중이염, 치통, 볼거리, 멀미, 현기증, 피로 등에도 효과가 좋다. 단, 카페인처럼 뇌를 깨우는 효과도 있기 때문에 잠들기 전에는 피하고 아침에 지그시 문지르길 추천한다.

인체의 옆 라인을 관장하는 경락은 족소양담경이라고 불린다. 장기 중에서 담낭의 기능과 연결되는 경락인데, 이 경락에 족임읍이라는 포인트 혈자리도 속해 있다. 족임읍은 순환이 정체되어 발생하는 옆머리 통증에 특히 즉각적인 효과를 볼 수 있는 포인트 혈자리이니 꼭 기억해두자.

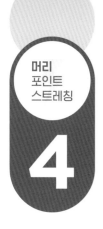
솔곡 누르고 입 벌렸다 닫기

효과 편두통을 완화시키고 날카로운 신경을 다독여준다. 또한 혈압이 높아서 머리가
울리듯 아픈 증상이나 이명을 없애주는 효과도 크다.

1

편두통이 있는 쪽의
솔곡을 엄지손가락으로
꾹 누른다.

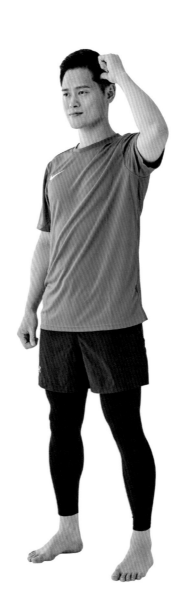

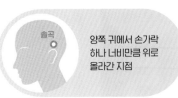

솔곡

양쪽 귀에서 손가락
하나 너비만큼 위로
올라간 지점

2

누르는 힘을 유지한 채
입을 벌렸다 닫는다.

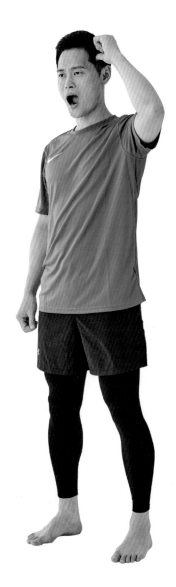

예풍 누르고 고개 좌우로 기울이기

효과 머리 전체의 혈액순환을 도와 편두통은 물론이고 멀미나 치통, 눈의 피로 등을 해소하는 효과를 낸다.

1

편두통이 있는
쪽의 예풍을
검지손가락으로
꾹 누른다.

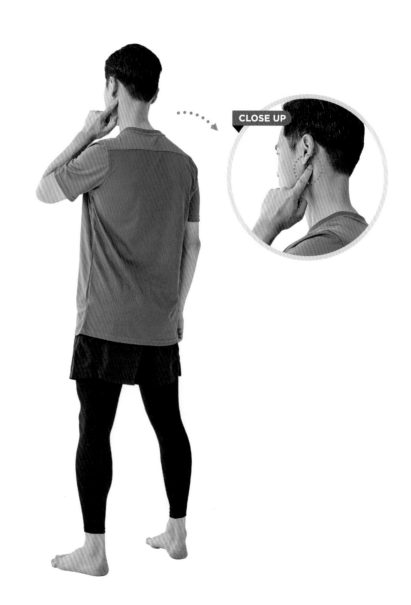

CLOSE UP

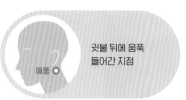

귓불 뒤에 움푹
들어간 지점

예풍

2

누르는 힘을 유지한
채 고개를 왼쪽으로
기울였다가 원래 자세로
돌아와 오른쪽으로
기울인다.

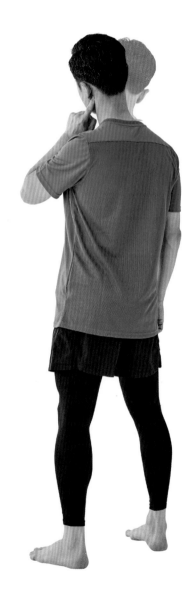

족임읍 누르고 발가락 펴기

효과 쿡쿡 쑤시는 듯한 편두통뿐 아니라 눈앞이 아찔한 듯한 증상이나 어지러움을 즉각
잠재운다.

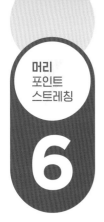

1

편두통이 있는 쪽의
반대쪽 족임읍을
검지손가락으로
누른다.

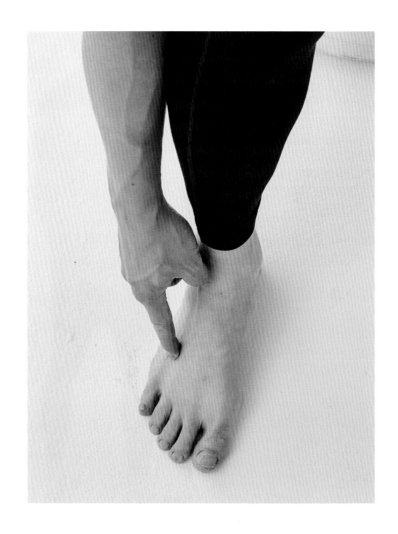

⏱ **30회**

왼쪽이 아플 경우

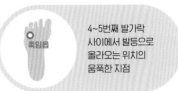

족임읍

4~5번째 발가락
사이에서 발등으로
올라오는 위치의
움푹한 지점

2

누르는 힘을 유지한 채
발가락을 활짝 폈다가
오므린다.

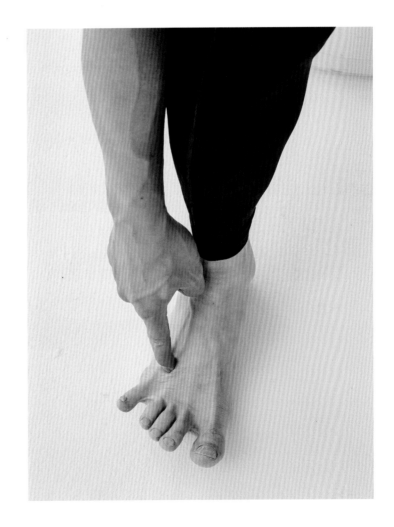

목이 항상 뻣뻣하고
굳어 있어요

—

뒷목이 뻐근하고, 어깨와 등까지 쑤셔요

—

자고 일어나니
담에 걸려서 목이 안 돌아가요

—

어깨가 딱딱하고
팔을 들 때 아파요

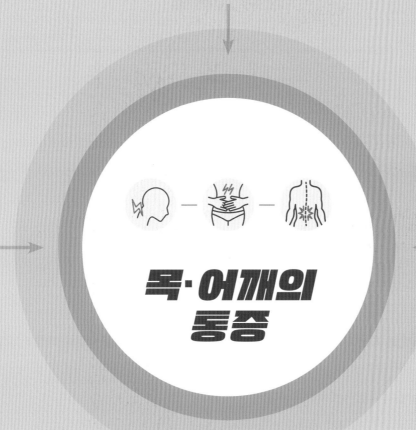

목·어깨의
통증

목이 항상 뻣뻣하고
굳어 있어요

목은 가느다란 파이프 같은 구조로 이루어져 있다. 호흡과 음식이 드나드는 생명의 관이 위치한 부위며, 무거운 머리를 떠받치면서 두뇌 활동에 영향을 주는 부위다. 목의 뒤쪽에서 목뼈가 안정적으로 기둥 역할을 해서 뇌와 머리 등의 기관이 잘 작동하도록 만드는데, 자세가 나쁘고 피로가 쌓이면 목 주변이 뻣뻣하게 굳는다.

굳은 목을 풀기 위해서 스트레칭을 하라고 말하면 거의 대부분이 어릴 때 배운 목 스트레칭을 떠올리고 목을 돌린다. 그런데 목의 구조를 고려하지 않은 스트레칭은 오히려 상황을 악화시킨다. 목뼈는 수평을 맞추며 일자로 쌓아 올려진 게 아니라, 대각선 방향으로 커브를 이루며 차곡차곡 쌓여 있기 때문이다. 목뼈와 주변 근육, 인대가 유연하지 않은 상태에서 목을 돌리면 자칫 조직들이 손상되기 쉽다.

굳은 목을 풀고, 목 주변 근육의 힘을 키운다

목 주변을 안전하게 스트레칭하는 방법은 간단하다. 여덟 가지 방향으로 천천히 움직여주면 된다. 목은 앞으로 내밀고 뒤로 밀기, 위아래로 젖히고 숙이기, 좌우로 회전하기, 양옆으로 기울이기 등 여덟 가지 방향으로 움직일 수 있다. 여덟 가지 방향으로 천천히 움직이면 목 근육이 안전하고 편안하게 이완된다.

한편 목에 발생하는 뻣뻣함, 통증을 완전히 없애려면 목 주변 근육을 강화해야 한다. 하지만 목은 근육을 강화할 수 있는 동작이 별로 없다. 예를 들어, 팔 근육은 아령을 들었다 났다 하며 힘을 키울 수 있지만 목은 그런 식으로 무게를 감당하게 했다간 큰일이 날 수도 있는 부위다.

그렇다면 목 주변 근육의 힘은 영영 키울 수 없는 것일까? 아니다. 목 근육 강화 운동을 안전하고 효율적으로 할 수 있는 방법이 있다. 바로 등척성 운동이다. 등척성 운동은 근육의 길이를 늘이거나 줄이지는 않지만 수축·이완시켜 힘을 강화한다. 목의 움직임과 반대되도록 손으로 밀며 버티는 동작을 하면 목 주변 근육의 힘이 세진다.

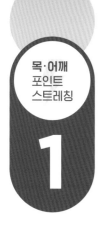
목 여덟 방향으로 움직이기

효과   딱딱하게 굳은 목 주변의 근육들을 이완시킨다. 목을 앞으로 숙이기, 뒤로 젖히기, 옆으로 돌리기, 기울이기 등의 동작을 부드럽게 수행할 수 있게 된다.

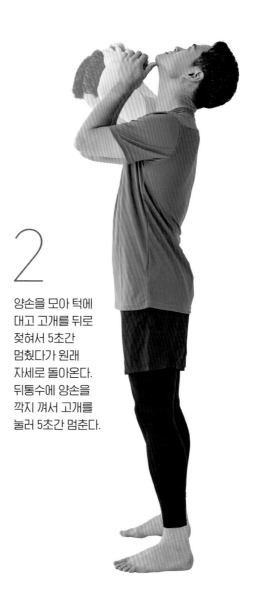

1

목을 앞으로
쭉 빼서 5초간
멈췄다가 원래
자세로 돌아온다.
목을 최대한 뒤로
밀어넣어 5초간
멈춘다.

2

양손을 모아 턱에
대고 고개를 뒤로
젖혀서 5초간
멈췄다가 원래
자세로 돌아온다.
뒤통수에 양손을
깍지 껴서 고개를
눌러 5초간 멈춘다.

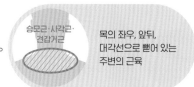

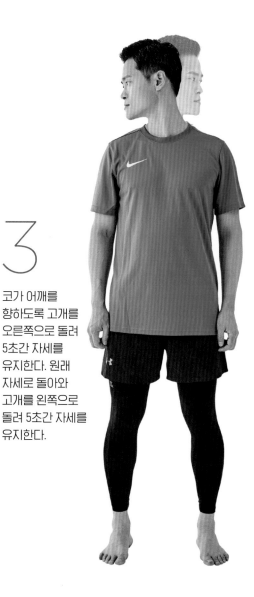

승모근·사각근·
견갑거근

목의 좌우, 앞뒤,
대각선으로 뻗어 있는
주변의 근육

3

코가 어깨를
향하도록 고개를
오른쪽으로 돌려
5초간 자세를
유지한다. 원래
자세로 돌아와
고개를 왼쪽으로
돌려 5초간 자세를
유지한다.

4

오른손을 머리 위로
넘겨 왼쪽 귀 위에
댄 다음 오른쪽으로
지그시 눌러 5초간
자세를 유지한다.
원래 자세로 돌아와
고개를 왼쪽으로
눌러 5초간 자세를
유지한다.

목에 힘주고 버티며 밀기

효과   목뼈가 앞으로 지나치게 쏠리는 상태를 예방하고 목과 어깨 뒷면이 경직되지 않도록
목 주변의 근육과 인대의 힘을 강화시키고 탄력을 높인다.

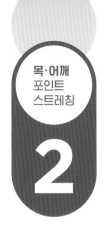

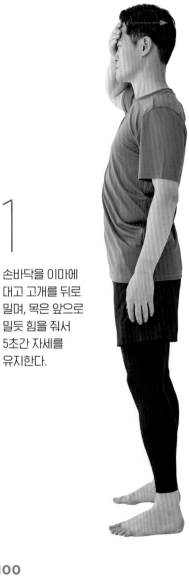

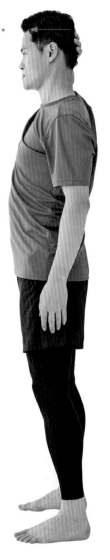

CLOSE UP

1

손바닥을 이마에
대고 고개를 뒤로
밀며, 목은 앞으로
밀듯 힘을 줘서
5초간 자세를
유지한다.

2

손바닥을 뒤통수에
대고 고개를 앞으로
밀며, 목은 뒤로 밀듯
힘을 줘서 5초간
자세를 유지한다.

⏱ 2~3회

흉쇄유돌근·
견갑거근·두판상근

목의 좌우, 앞뒤,
대각선으로 뻗어 있는
주변의 근육

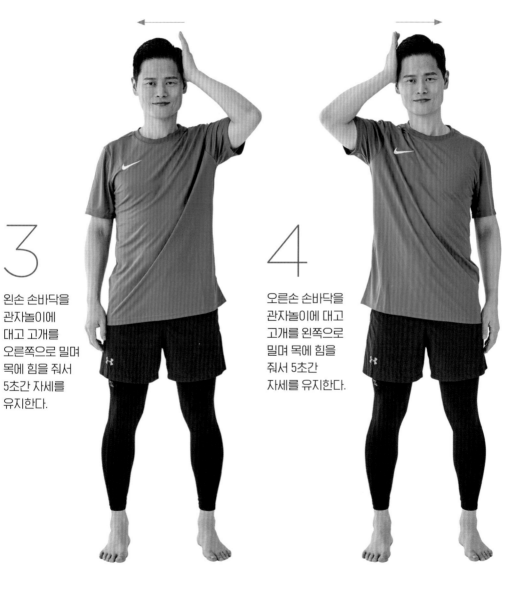

3

왼손 손바닥을
관자놀이에
대고 고개를
오른쪽으로 밀며
목에 힘을 줘서
5초간 자세를
유지한다.

4

오른손 손바닥을
관자놀이에 대고
고개를 왼쪽으로
밀며 목에 힘을
줘서 5초간
자세를 유지한다.

뒷목이 뻐근하고,
어깨와 등까지 수셔요

만성적인 어깨 통증으로 치료를 받으러 오는 환자 대부분이 일자목이다. 종일 휴대폰을 들여다보고 컴퓨터로 업무를 보면 목과 어깨의 근육들이 긴장 상태에 놓인다. 그 긴장은 고스란히 목뼈가 받는다. 그리고 오래된 집의 기둥이 뒤틀리듯, 몸의 기둥인 척추가 뒤틀리면서 균형이 무너진다.

옆에서 보았을 때 목뼈는 알파벳 C처럼 생긴 모양이다. 하지만 목·어깨의 긴장이 지속되면 점점 곡선이 펴지며 일자목이 되는데, 심해지면 거북목이 되고, 더 악화되면 거꾸로 된 역C자 모양으로 바뀐다. 이런 목뼈의 상태는 만성적인 목·어깨의 통증을 유발하고, 언제 디스크에 문제가 생겨도 이상하지 않은 '유사 디스크' 상황을 만든다.

목·어깨의 피로를 풀자

앞으로 숙인 자세를 오래 취하면 일자목이 된다. 거꾸로, 자주 고개를 뒤로 젖혀주는 자세만 취해도 목 뒷면의 긴장을 줄일 수 있다. 단, 주의할 점이 있다. 일자목은 목뼈의 배열이 잘못된 상태여서 주변의 근육, 인대도 뻣뻣해진 채 뒤틀려 있다는 점이다. 무작정 고개를 젖히면 오히려 목뼈에 무리가 가니 포인트 혈자리에 손을 대고 조심스럽게 움직여야 한다.

목뼈를 잡아당기는 큰 근육인 승모근은 3개의 덩어리로 나뉘는데, 제일 위쪽의 승모근은 머리카락이 끝나는 라인에 붙어 있다. 온갖 피로 물질이 쌓여서 굳기 쉬운 곳이다. 이 라인에서 뒷머리뼈 양쪽 아래에 삼각형으로 쏙 들어간 후두하삼각이 있는데, 여기를 풀면 목과 어깨 부위의 피로가 해소되고 목뼈의 긴장이 완화된다. 이곳을 스트레칭해주면 틀어진 목뼈의 배열도 바로잡힌다.

목뼈를 감싸고 지지하는 인대도 풀어야 한다. 양쪽 인대의 균형이 맞지 않으면 목뼈가 한쪽으로 기울어서 어깨와 쇄골의 좌우 높이가 달라지고, 항상 한쪽 어깨와 등이 아픈 통증이 나타난다. 목뼈에 영향을 미치는 포인트 혈자리에는 천주가 있다. 천주에는 '하늘을 받치는 기둥'이라는 의미가 담겼는데, 하늘은 곧 머리를 뜻한다. 머리의 무게를 천주가 상당 부분 지탱하고 있는 만큼 부담을 완화시켜줄 필요가 있다. 천주 양쪽을 누르면 마치 목뼈가 만져지는 듯한 느낌으로 인대가 느껴진다. 자주 천주를 스트레칭해서 부담을 덜어주자.

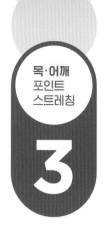

목·어깨
포인트
스트레칭

3

후두하삼각 누르고 고개 젖히기

효과 목과 어깨 주변의 근육의 긴장을 해소시켜주고, 목뼈를 원래의 C자 커브로 되돌리는
데 도움이 된다.

1

양쪽 검지손가락과
가운뎃손가락,
약손가락을
후두하삼각에 댄다.

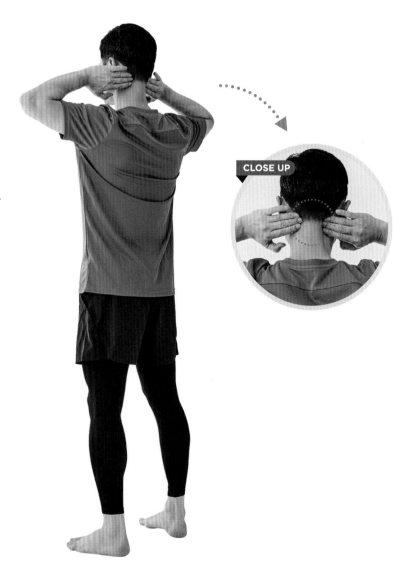

CLOSE UP

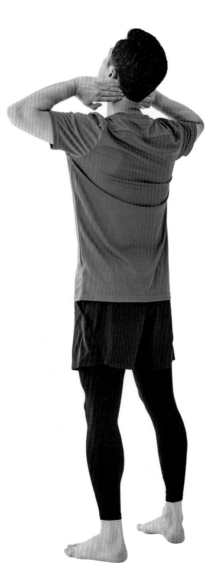

⏱ 10회

▽ ▽
후두하삼각

뒷목에서
머리카락이 끝나는
라인의 양쪽 옆에 쏙
들어간 지점

2

숨을 내쉬면서 손은 앞으로
밀며 힘을 주고, 동시에
45도로 위를 보면서 고개를
뒤로 젖혀 1~2초간 멈춘다.

POINT

가급적 동작을 천천히 하고,
손으로 미는 힘이 부족하면 수건을
목에 두르고 당기며 고개를 젖힌다.

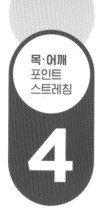
천주 누르고 고개 좌우로 움직이기

효과 목과 어깨의 경계 부근에 위치한 근육을 이완시킨다. 목뼈의 배열을 바르게 맞춰주며
목의 좌우 균형을 잡아준다.

1

양손 엄지손가락으로
천주를 누른다.

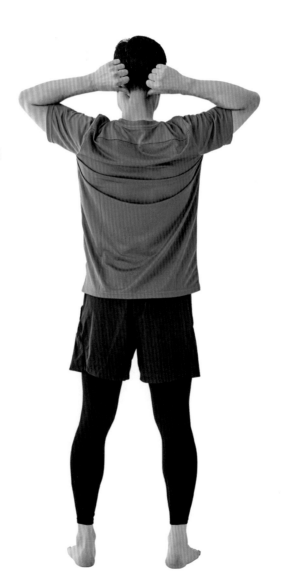

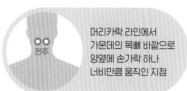

머리카락 라인에서
가운데의 목뼈 바깥으로
양옆에 손가락 하나
너비만큼 움직인 지점

천주

2

누르는 힘을 유지한 채
고개를 왼쪽으로 기울인다.
원래 자세로 돌아와 고개를
오른쪽으로 기울인다.

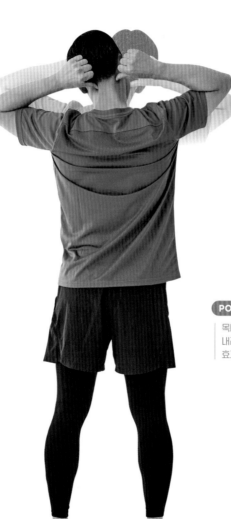

POINT

목뼈 좌우의 근육을 쭉 따라
내려오면서 동작을 시행하면
효과가 더욱 높다.

자고 일어나니 담에 걸려서
목이 안 돌아가요

목·어깨가 아픈 담은 자고 일어나서 갑자기 생기는 일이 잦아서 보통 "잠을 잘못 자서 생겼다"라고 표현한다. 보통 잘못된 자세로 자면 담에 걸린다. 그 외에도 담에 걸리는 이유는 다양하다. 전날 스트레스가 많았거나 과음·과식으로 속이 불편했거나 무리한 운동을 해서 근육의 긴장이 풀리지 않은 채로 자면 담에 걸린다. 방이 춥거나 옆으로 누워 자서 잘 뒤척이지 못해도 근육에 긴장이 일어나고, 베개 같은 이부자리가 불편해도 담에 걸리기 쉽다. 또 일자목이나 굽은 등이면 담에 잘 걸릴 수밖에 없는 몸 상태이니 평소에 잘못된 자세를 꼭 바로잡아야 한다.

일반적으로 승모근에 뻐근한 통증을 일으키는 담이 많이 생기는데, 담은 근육에 혈액 공급이 안 되어 생긴 일시적인 근긴장 상태라고도 볼 수 있다. 그래서 해당 부위에 혈액순환이 잘 되게 하면 스르르 풀린다. 특히 목과 어깨가 만나는 지점의 혈액순환이 중요하다.

━━━━━━━ 승모근의 긴장을 풀어야 담에 안 걸린다

승모근은 외부에서 오는 스트레스를 받아내는 근육이다. 스트레스를 받아도, 피로가 쌓여도, 추위에 떨어도 일차적으로 승모근이 처리한다. 심지어 두들겨 맞아도 자세를 웅크리면서 승모근을 내보인다. 몸의 최전방에서 모든 것을 참아내는 근육이라 순환이 조금만 안 되어도 바로 경직된다.

승모근 덩어리에서도 가장 딱딱하게 굳는 부분은 어깨에서 가장 높이 솟은 부분이다. 이곳에는 견정이라는 포인트 혈자리가 있는데, 견정을 침으로 깊게 찌르면 안쪽의 경직된 근육들이 풀리면서 툭툭 튈 정도로 굳어 있는 사람들이 많다. 견정을 풀려면 그 정도로 깊이 자극을 해야 하기 때문에 일반적인 마사지로는 잘 풀리지 않는다. 그러니 포인트 혈자리 스트레칭으로 깊숙이 자리한 근육을 자극해줘야 한다.

어깨에 영향을 미치는 수소양삼초경이라는 경락도 살펴봐야 한다. 이 경락은 약손가락과 새끼손가락(4~5번째 손가락) 사이에서 팔꿈치를 따라 쭉 올라가 어깨까지 이어지는데, 두 손가락뼈가 만나는 곳에 위치한 중저는 승모근이 굳어 담에 걸렸을 때 우선적으로 풀어줘야 하는 포인트 혈자리다. 중저만 잘 풀어도 경락 전체가 풀리면서 어깨의 긴장이 스르르 사라진다. 고개가 안 돌아갈 때, 중저를 누르며 스트레칭을 해주자.

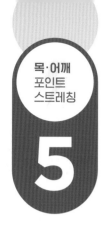

목&어깨 연결 부위 누르고 고개 기울이기

효과 단단하게 뭉친 승모근을 풀어줘서 목과 어깨의 뻐근함을 없애고, 고개를 좌우로
원활하게 돌릴 수 있게 한다.

1

왼쪽 가운뎃손가락과
약손가락으로 오른쪽
목과 어깨가 연결된
지점을 꾹 누른다.

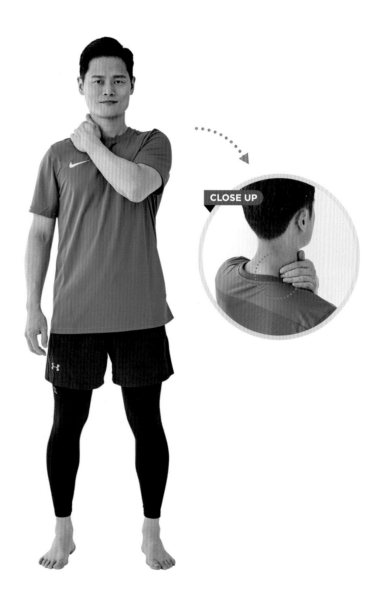

CLOSE UP

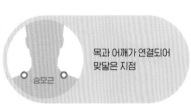

목과 어깨가 연결되어
맞닿은 지점

승모근

2

누르는 힘을
유지한 채
고개를 왼쪽으로
기울인다.

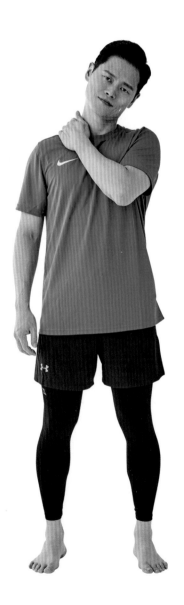

POINT

너무 목에 가까운 곳을
누르면 통증이 심해지거나
호흡에 무리를 줄 수 있으니
목과 어깨가 연결되는
지점을 정확히 누른다.

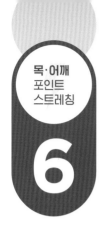

목·어깨 포인트 스트레칭 6

견정 누르고 고개 돌리기

효과 승모근의 혈액순환을 원활하게 만들어 목과 어깨의 결림을 해소하고, 뒷목에서부터 어깨와 등, 날개뼈까지 이어지는 묵직한 통증을 없앤다.

1

왼쪽 가운뎃손가락으로
오른쪽 견정을 꾹 누른다.

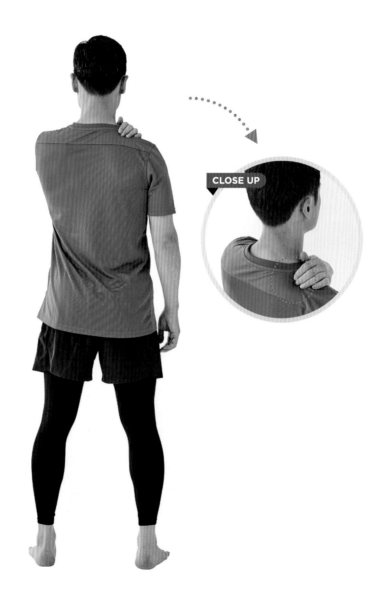

CLOSE UP

30회

오른쪽이 아플 경우

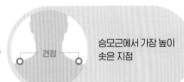

견정

승모근에서 가장 높이
솟은 지점

2

누르는 힘을 유지한 채
고개를 왼쪽으로 천천히
돌린다. 원래 자세로
돌아와 고개를 오른쪽으로
천천히 돌린다.

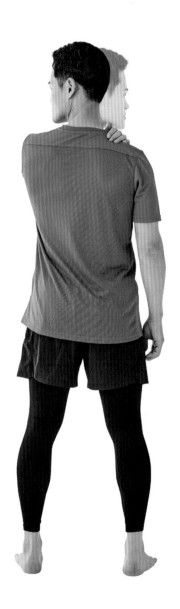

POINT

누르는 힘이 약하면
손가락 전체로 견정을
쥐고 동작한다.

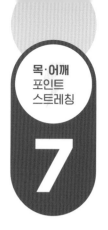

중저 누르고 목 늘이기

효과 뒷목에서 양쪽 어깨로 이어지는 부위에 발생하는 통증을 없애고, 목과 어깨의 움직임을 원활하게 만들어준다.

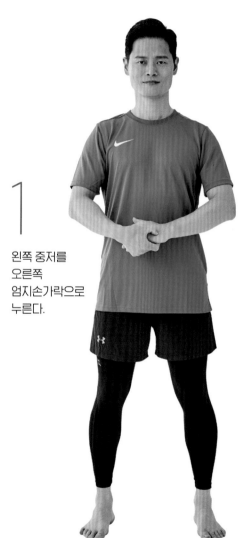

1

왼쪽 중저를
오른쪽
엄지손가락으로
누른다.

2

누르는 힘을
유지한 채 고개를
오른쪽으로 기울여
5초간 자세를
유지한다. 원래
자세로 돌아와
고개를 왼쪽으로
기울여 5초간
자세를 유지한다.

약손가락과
새끼손가락 사이에서
손등으로 손가락 하나
너비만큼 올라온 지점

중저

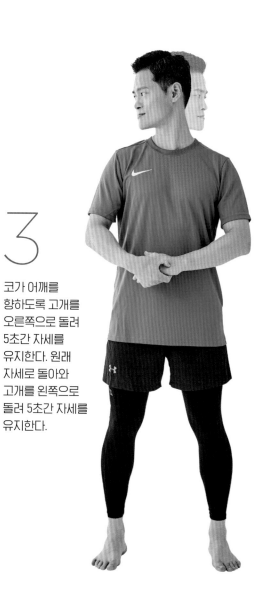

3

코가 어깨를
향하도록 고개를
오른쪽으로 돌려
5초간 자세를
유지한다. 원래
자세로 돌아와
고개를 왼쪽으로
돌려 5초간 자세를
유지한다.

4

고개를 뒤로 젖혀
5초간 자세를
유지한다. 원래
자세로 돌아와
고개를 아래로
숙여 5초간
자세를 유지한다.

어깨가 딱딱하고
팔을 들 때 아파요

어깨는 관절의 힘에 의해서 지탱되는 것이 아니라 근육과 힘줄의 힘으로 몸통에 매달려 있다. 어깨를 감싸서 안정시키는 근육 4개를 합쳐 회전근개라고 부른다. 유연하고 섬세하게 감싸고 있는 근육 덕분에 360도를 자유자재로 돌릴 수 있다. 만약 관절에 의해 제한받는 부위였다면 어깨를 움직이는 범위는 훨씬 좁았을 것이다. 문제는 어깨를 움직이는 범위가 크다 보니 손상을 입을 확률도 높다는 데서 발생한다.

회전근개는 극상근, 극하근, 소원근, 견갑하근이라는 4개의 근육으로 이뤄졌는데, 이 근육들의 힘이 강해야 어깨가 안정된다. 회전근개가 손상되면 어깨의 안정성이 떨어지고, 팔을 들어올릴 때나 밤에 통증이 심하며, 옷을 입고 벗는 동작이 불편해지고, 어깨를 돌릴 때 딱딱 소리가 나기도 한다.

여러 근육이 감싼 어깨의 통증

회전근개를 강화하려면 어떻게 해야 할까? 회전근개는 등의 날개뼈에서 어깨뼈로 이어져 있기 때문에 어깨뿐 아니라 등의 근육도 함께 발달시켜야 한다. 팔을 벌려서 비트는 동작은 어깨 근육과 등 근육을 골고루 자극하면서 이완과 수축을 반복해 근육을 발달시켜준다.

그 외에도 회전근개 주변의 포인트 혈자리들을 누르면서 포인트 스트레칭을 해주면 회전근개에 전달되는 자극이 훨씬 깊고 강해져 어깨를 안정화시키는 데 큰 도움이 된다. 견료는 어깨의 뒤 바깥쪽에, 노수는 어깨 뒤쪽에 위치해 있다. 회전근개를 지나는 경락 중 손바닥 바깥쪽에 위치한 후계를 자극하면 어깨와 팔의 움직임이 편안해지고 가동 범위가 넓어진다.

또한 어깨는 겨드랑이 쪽에 위치한 림프절을 통해 영양분을 공급받는다. 겨드랑이에는 몸의 독소를 해독하고 림프의 순환으로 영양분을 공급하는 림프절이 크게 자리잡고 있다. 림프절이 막히면 독소가 쌓이고, 근육에 영양 공급이 제대로 이뤄지지 않아 조그만 충격에도 근육 손상을 입기 쉽다. 림프절은 부드럽고 천천히 그리고 깊숙하고 묵직하게 자극해야 한다. 마구 주무르고 두드리다가는 림프절이 손상되어 붓고 순환이 더 정체될 수 있다.

팔 벌려서 앞뒤로 비틀기

효과 어깨의 회전근개를 이루는 여러 근육을 골고루 자극하고, 힘을 강화시킨다.

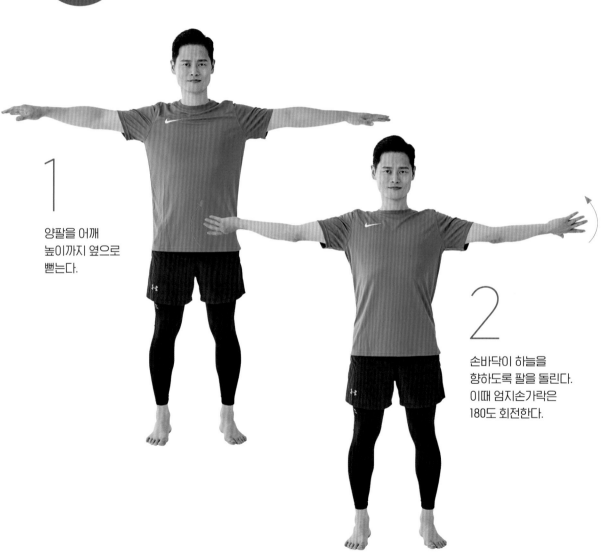

1
양팔을 어깨
높이까지 옆으로
뻗는다.

2
손바닥이 하늘을
향하도록 팔을 돌린다.
이때 엄지손가락은
180도 회전한다.

118

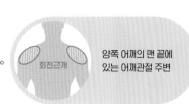

회전근개

양쪽 어깨의 맨 끝에
있는 어깨관절 주변

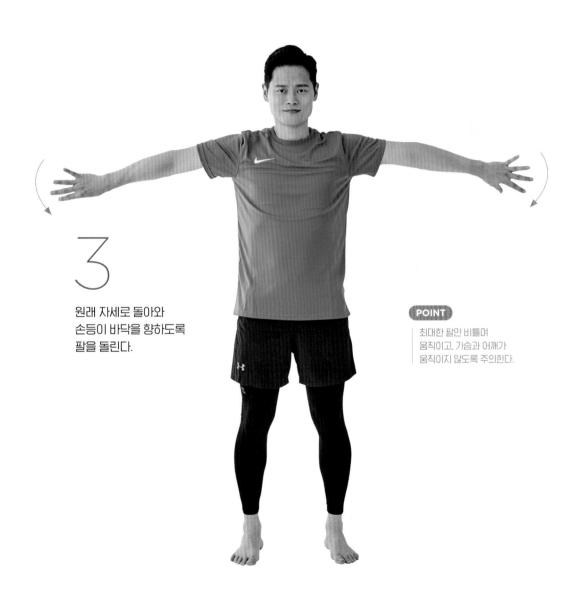

3

원래 자세로 돌아와
손등이 바닥을 향하도록
팔을 돌린다.

POINT

최대한 팔만 비틀며
움직이고, 가슴과 어깨가
움직이지 않도록 주의한다.

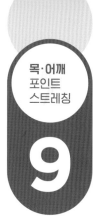

목·어깨
포인트
스트레칭

9

팔 벌려서 반대로 비틀기

효과 어깨관절을 감싼 회전근개의 경직을 풀어 뻣뻣함을 완화시키고 가슴과 등, 팔 근육의
힘을 키워주는 효과가 있다.

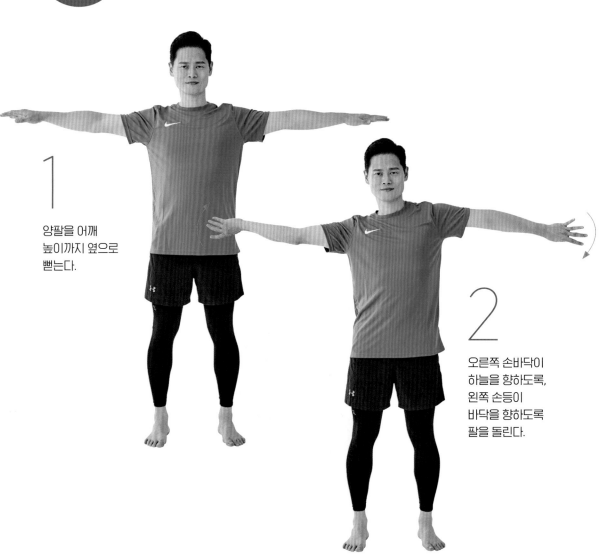

1 양팔을 어깨
높이까지 옆으로
뻗는다.

2 오른쪽 손바닥이
하늘을 향하도록,
왼쪽 손등이
바닥을 향하도록
팔을 돌린다.

회전근개

양쪽 어깨의 맨 끝에
있는 어깨관절 주변

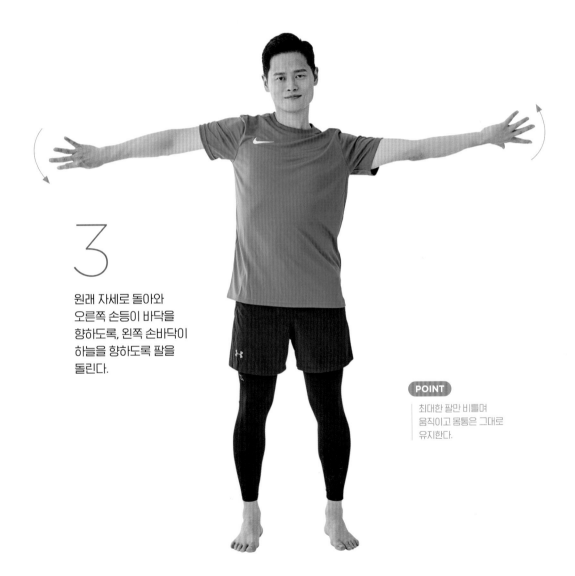

3

원래 자세로 돌아와
오른쪽 손등이 바닥을
향하도록, 왼쪽 손바닥이
하늘을 향하도록 팔을
돌린다.

POINT

최대한 팔만 비틀며
움직이고 몸통은 그대로
유지한다.

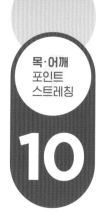

목·어깨
포인트
스트레칭

10

겨드랑이에 마사지볼 끼우고 팔 당기기

효과 겨드랑이에 위치한 림프절을 자극해, 림프액의 순환을 돕는다. 팔과 어깨가 한결
가벼워진다.

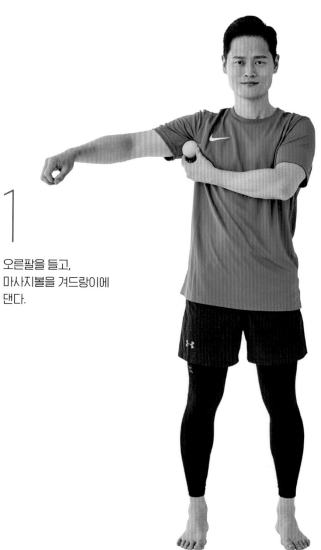

POINT

아픈 어깨 쪽 겨드랑이에
마사지볼을 끼우고 동작한다.
마사지볼 대신 수건을 돌돌
말아서 사용해도 괜찮다.

1

오른팔을 들고,
마사지볼을 겨드랑이에
댄다.

⏱ 3회

오른쪽이 아플 경우

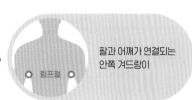

팔과 어깨가 연결되는
안쪽 겨드랑이

림프절

2

오른팔을 내리며
마사지볼을 겨드랑이에
끼운다. 왼손으로
오른쪽 손목을 잡고
왼쪽으로 살짝 당긴 채
5초간 자세를 유지한다.

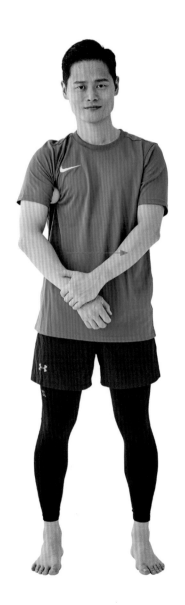

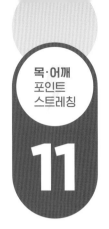

견료 누르고 팔 돌리기

효과 팔을 들어올릴 때 발생하는 통증을 없앤다. 특히 회전근개 중 팔 위쪽과 연결되어 있는 삼각근에 발생한 염증을 줄여주는 효과가 뛰어나다.

1

오른쪽
가운뎃손가락과
약손가락으로 왼쪽
견료를 꾹 누른다.

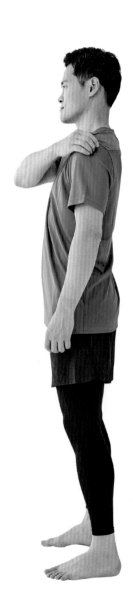

⏱ **30회**

○ 견료

어깨 뒷면 끝의 큰
관절 위치에서
오목하게 들어간 지점

왼쪽이 아플 경우

2

누르는 힘을 유지한 채
팔꿈치를 굽혀 들고
어깨를 돌린다.

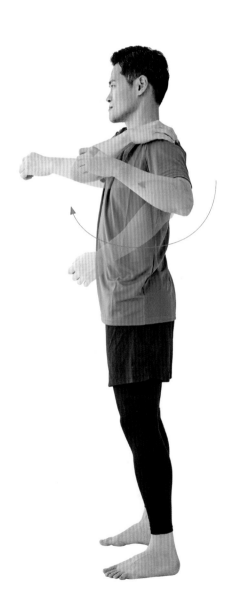

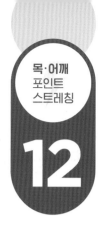

목·어깨
포인트
스트레칭

12

노수 누르고 팔 들었다 내리기

효과 어깨 뒷면에 발생하는 통증을 줄이고, 팔을 들어올리고 내리는 움직임이 원활해지
도록 돕는다.

1

오른쪽
가운뎃손가락과
약손가락으로 왼쪽
노수를 꾹 누른다.

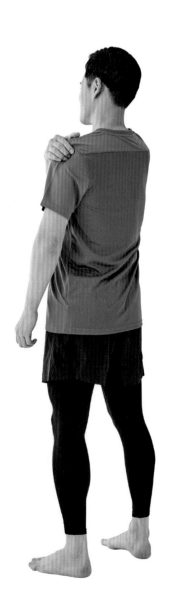

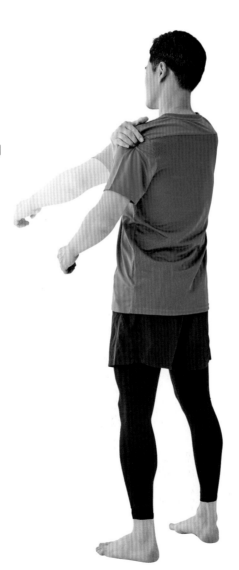

⏱ 30회

왼쪽이 아플 경우

◯ 노수

겨드랑이 주름을 따라 올라가다가 어깨 뒷면의 큰 관절과 만나며 움푹 들어간 지점

2

누르는 힘을 유지한 채 팔꿈치를 굽혀 들고 팔을 살짝 들었다 내린다.

127

후계 누르고 손가락 펴기

효과 어깨 전체의 기능을 좋아지게 만들어서 어깨의 가동 범위와 안정성을 높인다. 염증을
줄여줘서 어깨관절에서 발생하는 통증을 누그러뜨린다.

1

주먹 쥔 왼손을 들고
오른쪽 엄지손가락으로
후계를 꾹 누른다.

POINT

아픈 어깨의 반대쪽 손에
있는 후계를 누르고
동작한다.

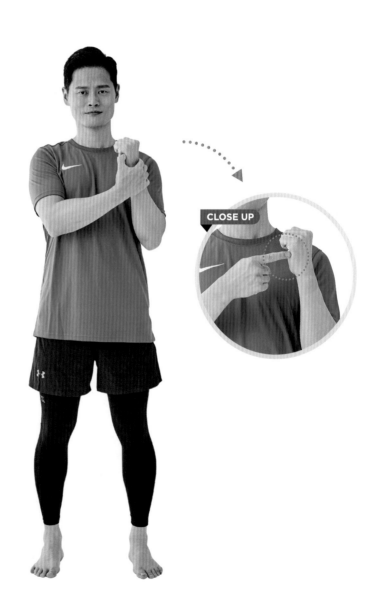

CLOSE UP

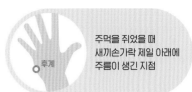

주먹을 쥐었을 때
새끼손가락 제일 아래에
주름이 생긴 지점

후계

2

누르는 힘을 유지한 채
손가락을 편다.

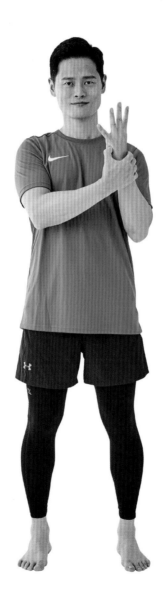

날개뼈 부근이 쿡쿡 쑤셔요

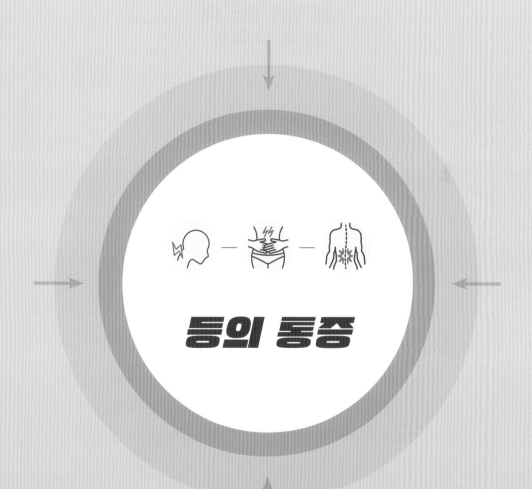

등의 통증

날개뼈 부근이
쿡쿡 쑤셔요

잘못된 자세로 인해서 생기는 척추의 변형 중 대표적인 것이 목에서는 일자목, 등에서는 굽은 등, 허리는 골반 불균형이다. 이 세 가지 변형은 서로가 서로에게 영향을 미친다. 일자목은 등을 굽게 만들고, 골반을 틀어지게 만든다. 등이 굽으면 자연히 일자목이 되고 골반을 앞뒤로 기울게 한다. 골반이 안정되지 않으면 목이 아프고, 등이 뻣뻣해진다.

세 가지 척추 변형 중에서 통증이 가장 심하게 나타나는 곳은 등의 한가운데 즉, 날개뼈 사이다. 이 통증을 "마치 날개뼈가 뜯겨나가는 듯하다", "차라리 도려내고 싶다" 식으로 표현하는 환자가 많다. 그만큼 하루 종일 뻐근하고, 쑤시고 후벼파는 듯한 아픔에 고통을 호소한다.

굽은 등을 펴야 날개뼈를 후벼파는 통증이 사라진다

일자목과 골반도 함께 관리해야겠지만 일단 당장 통증이 집중된 등부터 바로잡는 게 좋다. 등을 곧게 펴고, 어깨를 활짝 펴는 자세를 자꾸 취해야 한다. 어깨가 말리면 등도 따라서 굽기 때문이다.

척추에서 날개뼈로 연결되는 능형근이 단축되면 등이 당기고 쿡쿡 쑤시는 통증이 심해진다. 능형근을 쭉 늘리며 등을 펴는 동작으로 능형근을 이완시켜야 한다. 여러 가지 등 운동으로 근육의 힘을 강화하면 날개뼈 부근에서 발생하는 통증이 해소된다.

폼롤러나 긴 원통형의 나무막대를 세로로 두고, 그 위에 누워만 있어도 등이 활짝 펴진다. 그렇게 편안히 누워서 쉬기만 해도 척추가 반듯이 펴지면서 큰 덩어리의 등 근육이 균형을 되찾는다.

한편 어깨가 말리는 원인도 찾아 해결해야 한다. 어깨 앞쪽의 소흉근 주변이 긴장되어 짧아지면 어깨가 몸 앞으로 말리고, 몸 뒷면의 근육을 당겨 등이 더 굽어지게 만든다. 어깨와 주변 근육의 경직도 풀어야 비로소 등이 완전하게 펴진다.

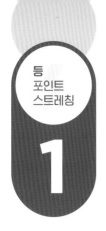
팔 앞으로 뻗고 등 굽히기

효과 딱딱하게 굳은 능형근을 이완시켜 날개뼈 안쪽의 쿡쿡 쑤시는 통증을 해소하고,
등에 걸린 담을 풀어준다.

1

가슴 앞에서 깍지를 끼고,
팔을 앞으로 뻗는다. 숨을
크게 들이마신다.

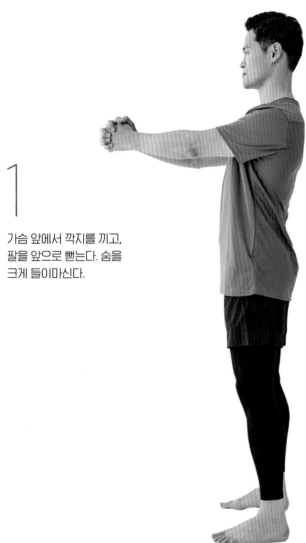

POINT

능형근은 호흡과 연관 있는
근육이기 때문에 호흡에 맞춰
동작하는 것이 좋다.

2

숨을 천천히 내쉬며 등을
동그랗게 말아서 굽힌다.
시선은 배꼽을 향하고
무릎은 살짝 굽힌다.
2~3초간 자세를 유지한다.

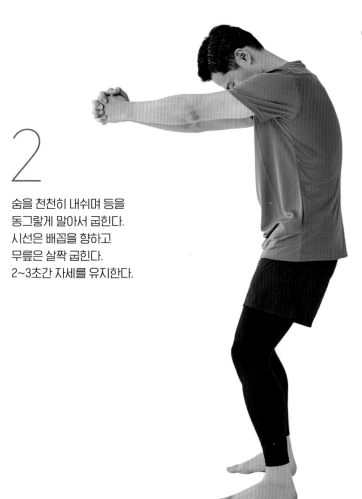

팔꿈치 굽혀서 뒤로 팔 젖히기

효과 날개뼈와 등뼈 주변의 뻐근함과 불편한 감각을 해소하며, 등 근육을 강하게 조여서
등 전체를 강화시키고 혈액순환을 촉진한다.

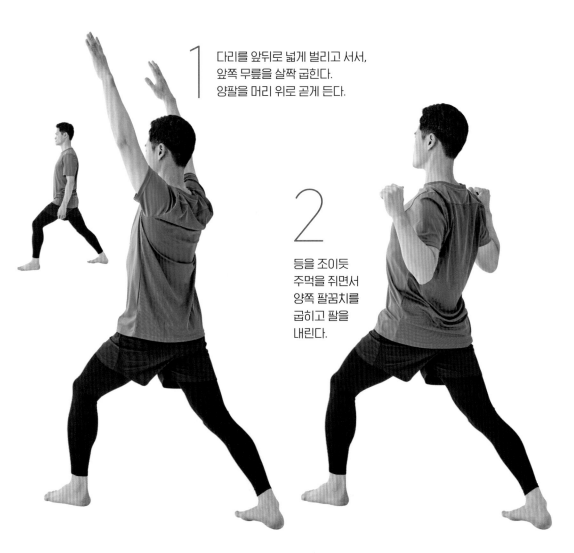

1 다리를 앞뒤로 넓게 벌리고 서서,
앞쪽 무릎을 살짝 굽힌다.
양팔을 머리 위로 곧게 든다.

2 등을 조이듯
주먹을 쥐면서
양쪽 팔꿈치를
굽히고 팔을
내린다.

등 근육

척추를 중심으로
등 한가운데와
날개뼈까지 등 전체

3

엄지손가락이 몸 바깥쪽을
향하도록 손목과 팔을
돌리고, 턱을 들어
1~2초간 자세를 유지한다.

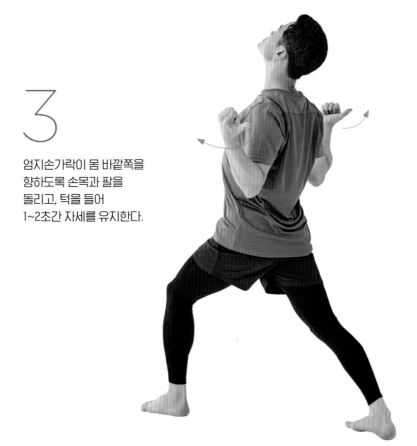

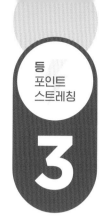

등
포인트
스트레칭

3

팔 뒤로 깍지 끼고 허리 숙이기

효과 굽은 등을 펴주는 강력한 스트레칭. 어깨부터 등을 따라 나타나는 통증을 없앤다.

1

다리를 어깨너비로
벌리고 선다. 등 뒤에서
깍지를 끼고, 팔을
아래로 편다.

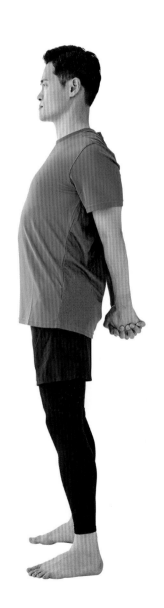

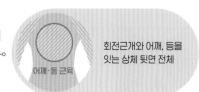

⏱ 오전·오후 15회씩

회전근개와 어깨, 등을
잇는 상체 뒷면 전체

어깨·등 근육

2

허리를 90도로 숙이면서
양팔을 위로 든다.

POINT

맞닿은 손바닥이 떨어지지
않도록 주의한다.

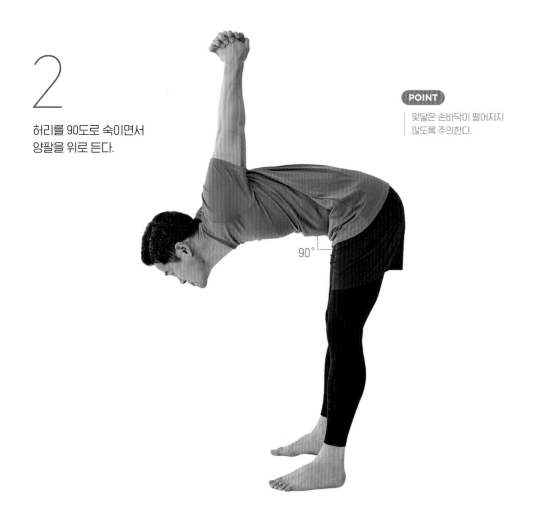

90°

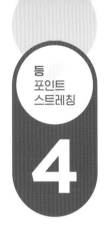

허리 숙이고 팔 벌려서 들기

효과 어깨와 등이 굽으면서 긴장 상태로 늘어진 근육들의 힘을 키워준다. 등 전체에 나타나는 묵직한 통증을 없앤다.

1

다리를 어깨너비로 벌리고 선다. 허리를
90도로 숙이면서 양팔을 옆으로 뻗는다.
이때 엄지손가락은 바닥을 향하게 편다.

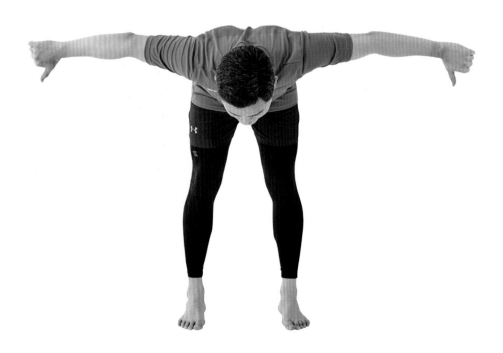

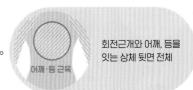

어깨·등 근육

회전근개와 어깨, 등을
잇는 상체 뒷면 전체

2

양팔을 최대한 높이
든다.

POINT

팔을 들 때 어깨에 통증이
심하면 허리를 덜 숙인 채
동작한다.

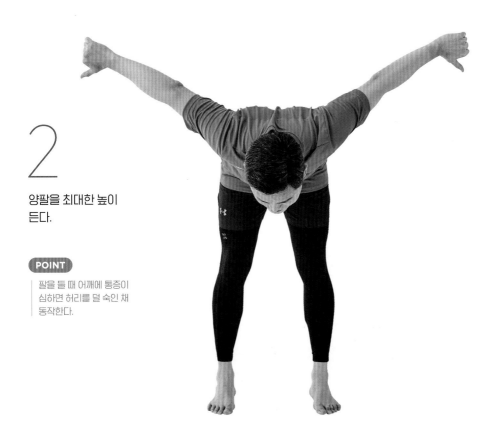

폼롤러 위에 눕기

효과 앞으로 말린 어깨와 굽은 등을 쭉 펴고, 등 근육을 이완시켜 등 여기저기에 나타나는
찌르르한 통증과 담을 해소시킨다.

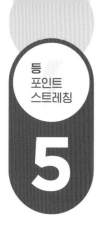

1

폼롤러를 세로 방향으로 두고
그 앞에 앉는다.

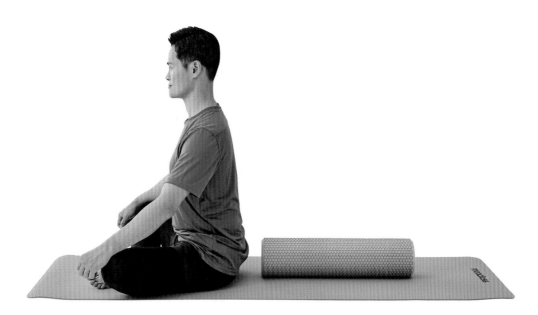

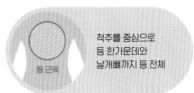

등 근육

척추를 중심으로
등 한가운데와
날개뼈까지 등 전체

2

척추가 폼롤러에 닿도록 눕는다. 팔다리를
축 늘어뜨린 채 5~10분간 누워서 편안하게
숨을 들이마시고 내쉰다.

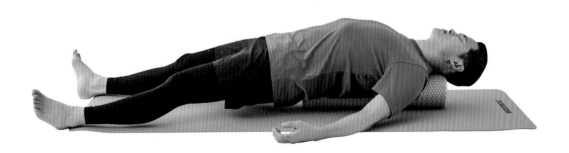

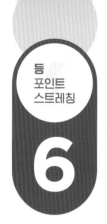

등
포인트
스트레칭

6

중부 누르고 팔 들었다 내리기

효과 말려서 단축된 어깨의 소흉근을 펴준다. 몸 뒷면의 등 근육도 원래 길이를 되찾아 등이
쑤시는 통증이 사라지고 편안해진다.

1

오른손 검지손가락,
가운뎃손가락,
약손가락으로 왼쪽
중부를 꾹 누른다.

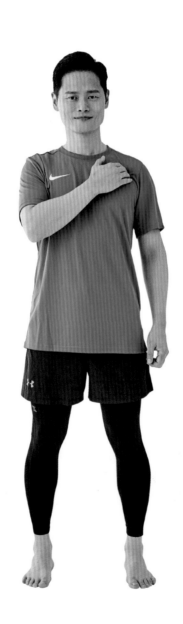

중부 ○

쇄골 끝에서 손가락
두 개 너비만큼
내려온 지점

2

누르는 힘을 유지한 채 왼쪽
팔꿈치를 굽히며 팔을 든다.
팔꿈치는 그대로 고정한
채 팔을 아래로 내린다.
반대쪽도 같은 방법으로
실시한다.

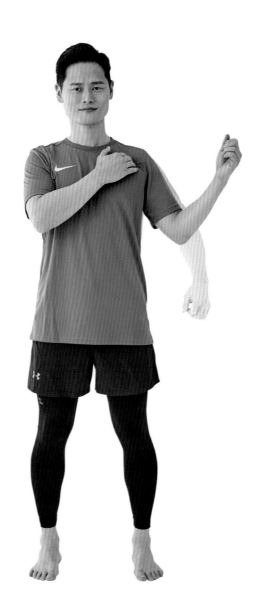

팔꿈치 안쪽이 저리고
화끈거리며 아파요

—

손목이 시큰거리고
손가락이 저려요

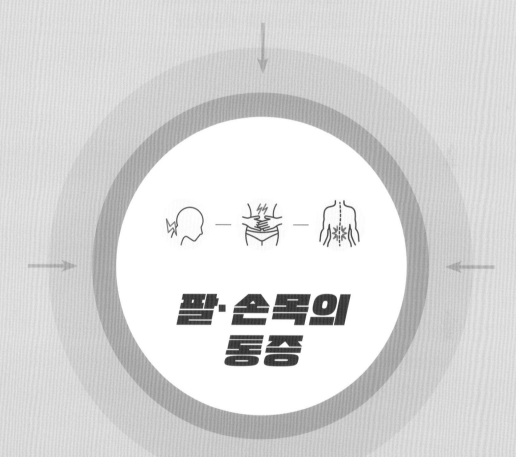

팔·손목의 통증

팔꿈치 안쪽이 저리고 화끈거리며 아파요

골프뿐 아니라 테니스, 배드민턴 등 한쪽 팔을 움직이는 운동을 하면 팔에 충격이 누적된다. 특히 골프채는 충격 흡수가 잘 안 되는 도구이고, 공을 정확하게 치지 못하고 땅을 때릴 경우 손목과 팔꿈치에 전해지는 충격이 굉장히 크다. 이렇게 팔에 가해지는 충격이 한두 번에 그치는 것이 아니고 지속적으로 반복되면 염증과 통증이 생기다가 조직이 찢어지고 영구적으로 회복이 안 되는 상태에 이르기도 한다.

가위질을 하는 헤어디자이너나 플로리스트, 프라이팬을 계속 사용해야 하는 요리사와 주부, 다양한 도구로 힘을 가해야 하는 목공기술자 등 손과 팔을 반복적으로 사용해 지속적인 충격을 전달하는 경우에도 마찬가지다.

회복이 힘든 팔꿈치의 통증

팔꿈치에 발생하는 통증이 잘 낫지 않는 원인은 크게 네 가지다. 첫째, 통증을 참고서 특정 동작을 계속 반복한다. '이러다 낫겠지' 하는 마음도 있고,

처음에는 통증이 크지 않기 때문이다. 하지만 통증은 눈덩이처럼 불어나 결국 눈사태가 일어나듯 덮쳐온다.

둘째, 제때 치료를 받지 않는다. 초기에 통증을 참고 넘기다 보니 상태가 심각해진 후에서야 치료를 받는다. 겉의 큰 근육이 다친 경우에는 비교적 빨리 낫지만, 팔꿈치 근육처럼 속에 깊은 곳에 위치한 작은 근육들과 그보다 더 깊이 있는 인대와 뼈 가까운 곳의 염증은 고질적으로 발생하고 잘 낫지 않는다.

셋째, 직업적으로 어쩔 수 없이 특정 동작을 계속 해야 하는 경우도 많다. 아프더라도 다음 날 움직이면 통증이 덜하니까 참는다. 동작을 하고 있는 동안에는 참을 만한데, 동작을 마치고 나면 통증이 심해지는 양상을 보인다.

넷째, 평소에 주요 근육들을 관리하지 않는다. 골프를 예로 들자면, 골프엘보(골프를 칠 때 발생한 염증으로 인한 팔꿈치 안쪽의 통증)는 꼭 땅을 치는 충격만으로 발생하는 것이 아니다. 동작 수행에 연관되는 근육인 목, 어깨, 허리 근육들을 강화하고 팔꿈치의 혈액순환을 원활하게 만들어줘야 한다. 그런데 스트레칭이나 근력 운동 없이 무작정 골프채를 휘두르며 근육을 혹사시키니 통증이 안 생길 수 없다. 헤어디자이너도 마찬가지다. 서서 가위질을 하는데, 등 근육이 탄탄하게 발달되어 있어야 팔꿈치를 계속 움직여도 아프지 않다. 이렇게 연관된 주요 근육들을 함께 관리해야 팔 근육도 보호할 수 있다.

학술적으로 골프엘보는 팔꿈치 안쪽, 테니스엘보는 팔꿈치 바깥쪽에 나타난다고 하지만 실제로는 양쪽에 상관없이 발생한다. 팔꿈치의 혈액순환을 촉진하는 팔꿈치 바깥쪽의 포인트 혈자리인 곡지와 수삼리를 자극하고, 팔꿈치 안쪽의 포인트 혈자리인 소해를 자극해 통증을 없애보자.

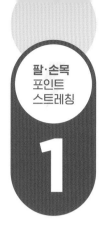

손목 꺾어서 팔 늘이기

효과 팔 전체 근육을 이완시켜서 혈액순환을 북돋고 눌린 신경에 가해지는 압력을 해소
해 팔꿈치의 통증을 완화한다.

1

다리를 어깨너비로
벌리고 선다. 왼팔을
앞으로 뻗은 다음
오른손으로 왼쪽
손바닥을 잡는다. 손끝이
아래를 향하도록 손목을
꺾는다.

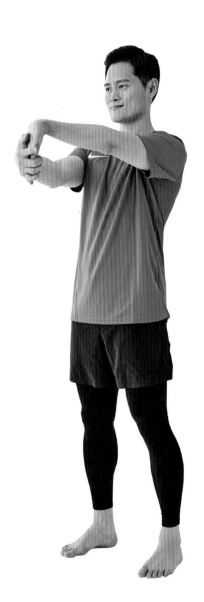

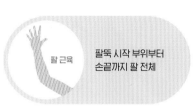

⏱ 30회

왼쪽이 아플 경우

팔 근육

팔뚝 시작 부위부터
손끝까지 팔 전체

2

그대로 양팔의 힘을
유지한 채 왼쪽
팔꿈치를 90도로
굽힌다.

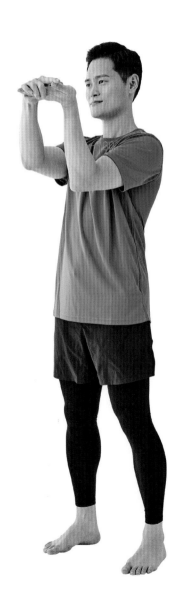

수삼리 누르고 손목 돌리기

효과 팔꿈치 바깥쪽에 나타나는 통증이 줄어들고, 테니스엘보의 치료와 예방에 효과가
좋다.

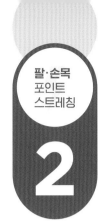

1

왼쪽 팔꿈치를
굽혀 들고, 오른쪽
엄지손가락으로
수삼리를 누른다.

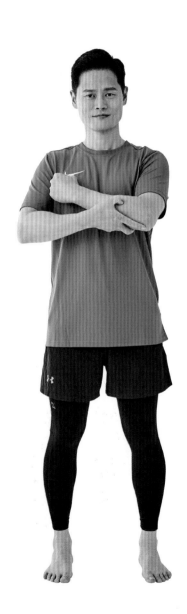

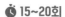 **15~20회**

왼쪽이 아플 경우

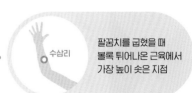

수삼리

팔꿈치를 굽혔을 때
볼록 튀어나온 근육에서
가장 높이 솟은 지점

2

누르는 힘을 유지한 채
손목을 몸 바깥으로
돌린다.

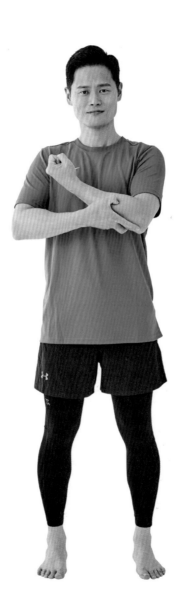

POINT

손목을 돌릴 때 수삼리를
누른 손의 힘이 약해지지
않도록 주의한다.

153

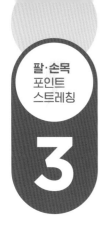

소해 누르고 손목 까딱거리기

효과 팔꿈치 안쪽에서 발생하는 따끔거리는 듯한 통증, 손가락까지 타고 내려오는 저릿함을 말끔하게 해소시킨다.

1

왼쪽 팔꿈치를
굽혀 들고, 오른쪽
엄지손가락으로
소해를 누른다.

POINT

신경이 예민한 부위니
너무 강한 힘으로 누르지
않도록 주의한다.

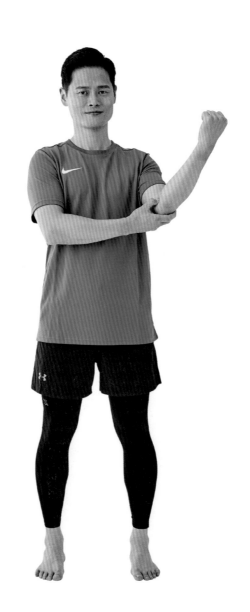

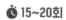

⏱ 15~20회

왼쪽이 아플 경우

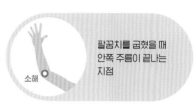

팔꿈치를 굽혔을 때
안쪽 주름이 끝나는
지점

소해

2

누르는 힘을 유지한 채
손목을 몸 안쪽으로 최대한
당겼다가 그대로 몸
바깥으로 최대한 꺾는다.

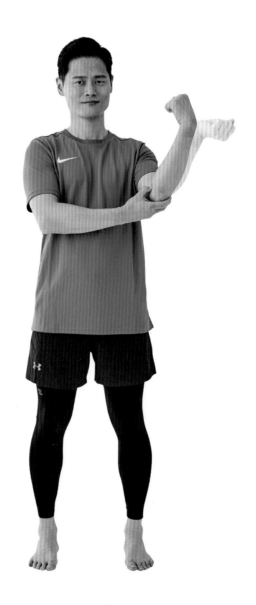

곡지 누르고 손목 까딱거리기

효과 어깨에서 팔꿈치까지 이어지는 저릿한 신경통을 없애고, 염증으로 인한 팔꿈치관절 통증을 완화한다.

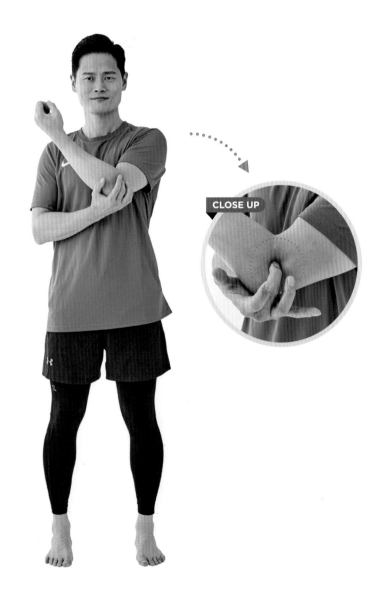

1

왼쪽 팔꿈치를 굽혀 들고,
오른쪽 가운뎃손가락으로
곡지를 누른다.

CLOSE UP

곡지

팔꿈치를 굽혔을 때
바깥쪽 주름이 끝나는
지점

누르는 힘을 유지한 채
손목을 몸 안쪽으로 최대한
당겼다가 그대로 몸
바깥으로 최대한 꺾는다.

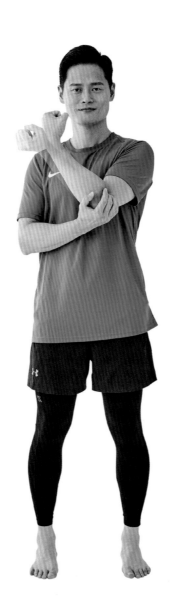

손목이 시큰거리고
손가락이 저려요

몸에서 쉴 새 없이 일하는 부위 중 대표적인 부위가 손이다. 사람은 다른 동물들과 다르게 손을 자유롭게 쓸 수 있어서 여러 활동을 할 수 있다. 그만큼 자주 쓰이는 부위이기 때문에 손상을 받기도 쉬운 건 당연하다. 손을 비롯해 특히 손과 팔이 연결되는 손목도 다치기 쉽다. 몸의 다른 부위들은 운동을 하다 다치거나 외부의 충격을 받아 확 아픈 데 비해, 손목은 자잘하게 아프다 보니 손목에서 발생하는 통증을 대수롭지 않게 여기는 경향이 있다. '이러다 말겠지' 하는 마음에 치료 시기를 놓치고 병원에 찾아오는 환자가 많다.

팔과 손가락을 잇는 손목을 지켜라

손목 안쪽에는 일종의 관이 있다. 팔의 큰 근육들이 모여서 이 관을 통과한 다음 손가락이 아주 섬세한 동작을 할 수 있도록 손끝까지 이어져 있다.

그래서 팔과 손가락의 중간 통로인 손목은 항상 튼튼한 방비책을 세워둬야 한다. 손목에는 가로로 띠를 이룬 인대가 튜브처럼 생긴 관의 형태를 띠고 세로로 지나는 뼈와 근육을 한데 모아 둘러싸고 있다. 이 튜브처럼 생긴 관을 손목터널 또는 수근관이라고 부른다.

손목에 잦은 손상이 누적되다가 손목터널을 지나는 정중신경에까지 충격이 도달하면 손목이 저리고 시큰거리는 증상이 나타난다. 심해지면 손의 악력도 약해져서 자주 물건을 놓치는 증상까지 생긴다. 이를 손목터널증후군 또는 수근관증후군이라 부른다.

대개 자주 사용하는 손의 엄지손가락 쪽 신경에 문제가 발생하는 경우가 많기 때문에 손목을 꺾거나 젖히는 등의 스트레칭 외에, 엄지손가락의 스트레칭도 따로 해주면 증상이 완화되는 속도가 빨라진다. 손목터널을 직접 자극하는 포인트 혈자리인 내관, 손목을 둘러싼 양계, 양곡, 양지 그리고 팔꿈치 쪽의 포인트 혈자리까지 자극하는 것이 좋다. 앞서 소개한 '팔·손목 포인트 스트레칭 1(p.150)'을 준비 운동처럼 먼저 하는 것도 손목 통증을 잠재우는 효과를 높인다. 무엇보다 평소 손목에 조금이라도 무리가 가면 손목을 스트레칭하며 휴식을 취하는 것이 우선이다.

엄지손가락 아래로 당기기

효과 손목과 엄지손가락의 근육, 인대, 신경의 눌림을 해소해서 손과 손목에서 나타나는
저림 증상과 찌릿한 증상을 완화한다.

1

왼쪽 팔꿈치를 굽혀
들고 손바닥이 하늘을
향하도록 손목을
꺾는다. 엄지손가락이
얼굴을 향하게 손목을
돌리고, 엄지손가락을
오른손으로 감싸듯 쥔다.

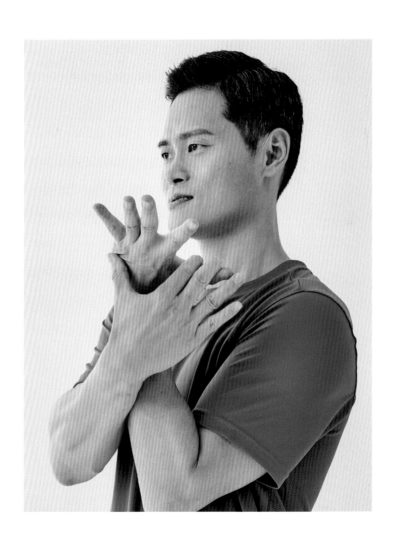

⏱ 10회

 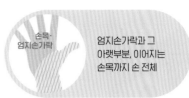

왼쪽이 아플 경우

손목·
엄지손가락

엄지손가락과 그
아랫부분, 이어지는
손목까지 손 전체

2

오른손에 힘을 주어 왼쪽
엄지손가락을 아래로
잡아당긴다.

POINT

예민한 부위이므로 가볍게
당기며 동작한다.

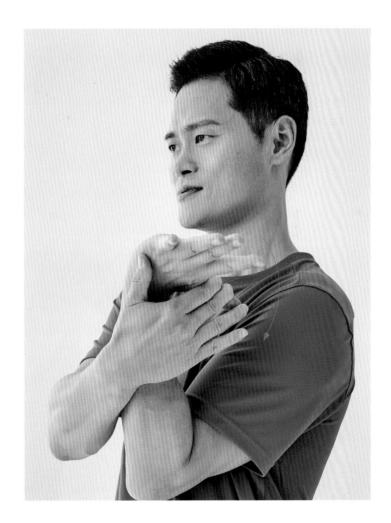

내관 누르고 손목 까딱거리기

효과 손목터널의 정중신경을 압박하는 인대를 이완시키는 스트레칭. 손목의 통증과
손가락의 감각 둔화 현상을 완화하고, 눌린 정중신경의 회복을 돕는다.

1

왼손은 주먹을 쥐고
앞으로 굽혀 든다.
오른쪽 엄지손가락으로
내관을 꾹 누른다.

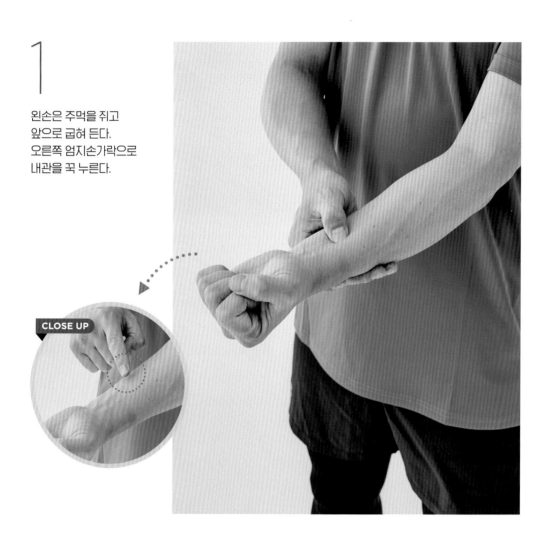

CLOSE UP

⏱ 10~15회

왼쪽이 아플 경우

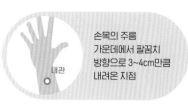

내관

손목의 주름
가운데에서 팔꿈치
방향으로 3~4cm만큼
내려온 지점

2

누르는 힘을 유지한 채
손목을 얼굴 쪽으로 최대한
당겼다가 그대로 바닥을
향해 최대한 꺾는다.

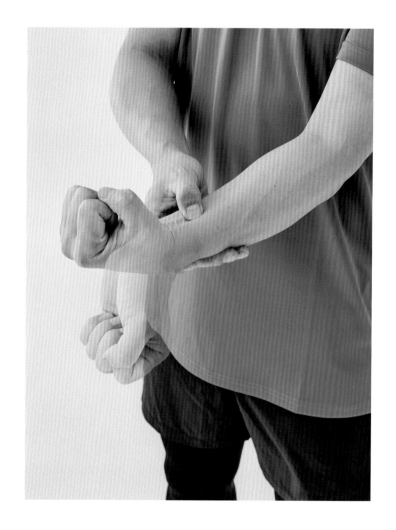

163

양계&양곡 누르고 손가락 펴기

효과 손목 근육과 관절의 움직임을 부드럽게 만들어주고, 손목에 나타나는 피로감과
통증을 해소한다.

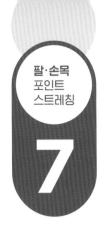

1

왼손은 주먹을 쥐고,
오른쪽 엄지손가락과
가운뎃손가락으로
양계와 양곡을 꾹
누른다.

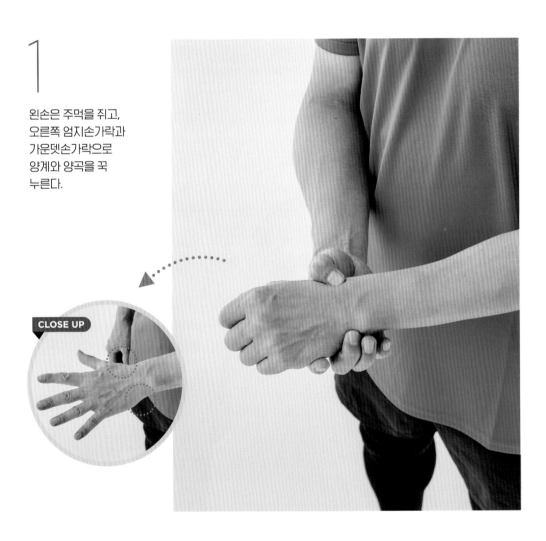

CLOSE UP

⏱ 15~20회

왼쪽이 아플 경우

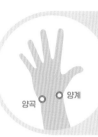

양계
엄지손가락을 젖혔을 때 손목
방향으로 내려오다가 움푹 파인 지점

양곡
새끼손가락과 손목 바깥에 올라온
뼈 사이의 움푹 파인 지점

양곡 　 양계

2

누르는 힘을 유지한 채
손가락을 편다.

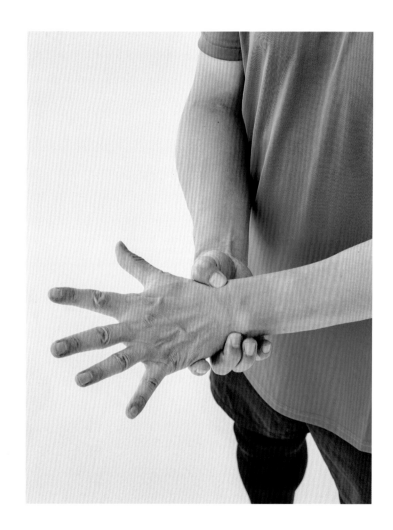

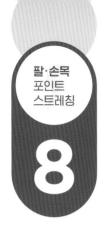

양지 누르고 손가락 펴기

효과 손목의 움직임이 유연해지도록 돕고, 손의 혈액순환을 개선해 수족냉증을 경감시키는 효과를 낸다.

1

왼손은 주먹을 쥐고,
오른쪽 엄지손가락으로
양지를 꾹 누른다.

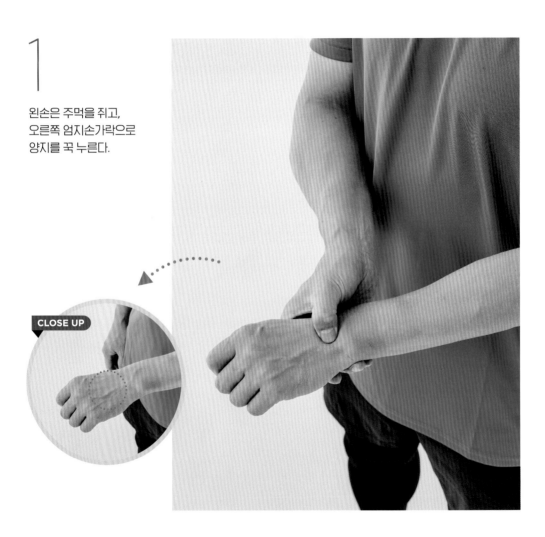

CLOSE UP

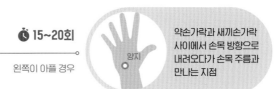

⏱ 15~20회

왼쪽이 아플 경우

양지

약손가락과 새끼손가락
사이에서 손목 방향으로
내려오다가 손목 주름과
만나는 지점

2

누르는 힘을 유지한 채
손가락을 편다.

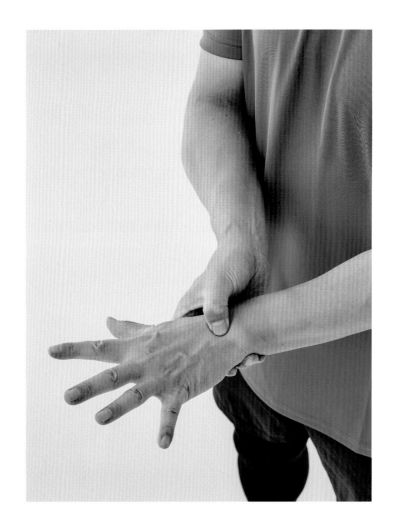

허리를 삐끗했어요

—

허리가 묵직하고 뻐근해요

—

한쪽 골반이 항상 아파요

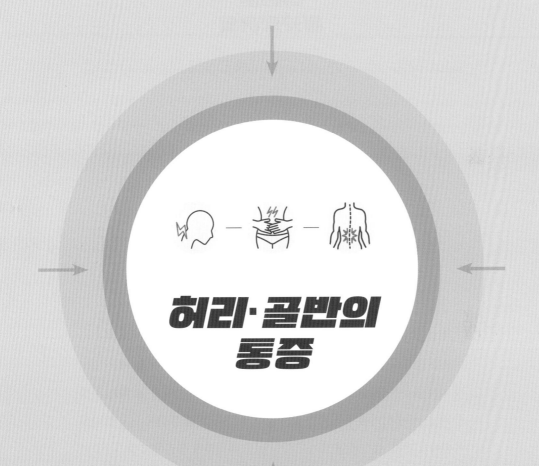

허리·골반의 통증

허리를
삐끗했어요

월요일이 되면 주말에 아이와 놀아주다가 허리를 삐끗했다는 아빠들이 치료를 받으러 찾아오는 경우가 많다. 무거운 것을 끙끙대며 들 때는 비교적 자세를 바로잡고, 조심조심 움직인다. 반면 어린 아이들과 놀 때는 자세를 바로 한 채 허리를 움직이기 쉽지 않다. 어른에 비해 동작이 크고 활발한 아이에게 맞춰, 평소엔 잘 쓰지도 않는 몸을 과격하게 움직이고 엉거주춤한 자세로 격렬하게 놀아주기 일쑤다. 한 번은 보디빌딩 선수가 주말에 육아를 하다가 허리를 다쳤다며 치료를 받으러 왔다. 이렇게 근육이 크고 힘 있는 몸인데도 아이와 놀아주다가 다치느냐고 물으니, 역기나 아령처럼 가만히 있는 도구를 드는 것은 괜찮은데 아이는 끊임없이 움직여서 무게중심이 한 곳에 있지 않아 다쳤다는 이야기를 한 적도 있다.

그 외에도 허리를 삐끗하는 경우는 다양하다. 운동이나 무거운 짐을 옮길 때는 물론이고, 아이랑 놀아주다 다치는 경우는 양반이다. 양말을 신거나 머리를 감다가, 바닥에 떨어진 종이를 줍다가도 통증이 생기고 심지어 화장실에 앉아 힘을 주다가도 허리를 삐끗한다. 아주 사소하게 여겨지는 동작들도 알고 보면 허리에 힘이 꽤나 들어가는 동작이기 때문이다.

허리는 몸통을 감싸며 상체와 하체를 연결하고 있는 부위다. 넓은 부위여서 허리를 위쪽, 아래쪽, 옆쪽 3개로 나눠볼 수 있다. 제각기 통증 원인과 양상이 다르고, 통증이 나타났을 때 불편해지는 동작도 다르며, 통증을 줄이는 포인트 혈자리도 달라진다.

░░░░░░░░░ 삐끗한 부위에 따라 통증 원인과 양상이 다르다

허리 위쪽을 삐끗하면 등을 쭉 펴기 어렵다. "허리가 묵직하다", "허리가 굳어 있는 것 같다", "허리가 일자로 쭉 펴진 느낌이다"라고 표현하는 통증이 느껴진다. 일시적인 급성 요통인 경우가 많다. 이럴 때는 포인트 혈자리 중 신수를 자극하는 것이 좋다.

평소 허리가 유연하지 않거나 운동량이 부족하거나 뱃살이 나온 경우에는 아래쪽 허리를 다치기 쉽다. 허리 아래쪽을 삐끗하면 몸을 앞으로 숙이기 어렵고, 쑤시고 찌르는 듯한 느낌의 통증이 나타난다. 다리를 들어올리기 불편하고, 디스크를 감싼 인대들도 굳어서 하체, 특히 골반의 움직임이 제한될 때가 많다. 몸을 숙일 때는 허리만 움직이지 말고 다리를 굽혀 앉아서 허리의 부담을 줄여야 한다. 만약 허리 아래쪽의 통증과 함께 엉덩이 주변부터 허벅지까지 전기가 통하는 듯 저릿한 느낌이 들거나 다리가 저리고, 발을 들 때 허리에 심한 통증이 느껴진다면 디스크 손상을 의심해보고 병원에 가야 한다.

또한 허리 아래쪽과 골반뼈가 맞닿는 부위에도 통증이 나타나기 쉽다. 골반과 양쪽 고관절의 주변 근육의 힘이 약해지고 유연하지 못한 상태가 되면 통증이 찾아온다. 다행히 골반 주변의 굳은 근육을 풀어주고 근육의 힘을 키워주는 골반 스트레칭을 며칠만 해줘도 통증이 감소된다. 스트레칭 방법은 간단하다. 편안하게 누워서 다리를 들고 노를 젓듯 빙빙 돌려주면 된다. 단, 다리를 들 때 허리가 당기거나 다리를 들고 움직일 때 '뚝' 소리가 날 정도로 허리의 척추기립근이 약한 사람은 이 스트레칭을 하면 안 된다. 양쪽 고관절에서 소리가 나는 것은 고관절 주변 근육이 경직되어서 그런 것이니, 스트레칭을 꾸준히 하면 괜찮아진다. 한쪽 고관절에서만 소리가 유독많이 난다면 골반이 불균형한 상태라는 의미이니 골반 균형을 잡아주는 운동이나 스트레칭도 함께 해야 한다.

다리를 들고 허리를 숙이는 동작에 관여하는 근육인 장요근도 허리 아래쪽의 통증과 연관되어 있다. 장요근은 허리 뒤쪽에서부터 앞쪽을 거쳐 복부를 지나 허벅지의 대퇴골까지 이어져 있다. 학생, 사무직, 택시기사처럼 오래 앉아 있으면 장요근이 굳는다. 장요근이 굳은 상태에서 허리에 힘이 들어가면 골반 균형도 나빠지고, 요추 디스크도 부담을 받는다. 장요근은 몸안쪽 깊은 곳에 있지만 다행히 아랫배에서 일부분이 만져진다. 이곳을 집중해서 풀어주면 허리 아래쪽의 통증이 빨리 낫는다.

팔이나 몸통을 크게 회전시키는 동작을 갑작스럽게 하다가 허리 옆쪽을 삐끗하기도 한다. 허리 옆쪽이 아프면 돌아눕기 힘들고, 몸이 한쪽으로 쏠린 듯한 느낌이 든다. 한쪽 척추기립근이 삐끗하면 걸을 때 손으로 허리를 받쳐야 편해진다. 만약 삐끗한 쪽의 요방형근이 손상을 입었으면 호흡할 때도 통증이 느껴진다. 요방형근은 갈비뼈까지 연결되어서 호흡에 관여하는 근육이기 때문이다. 생각보다 허리 옆면을 사용하는 동작이 많기 때문에 움직이는 거의 모든 동작에서 "억!" 하는 소리가 나면서 순간적으로 찌릿하거나 시큰한 통증을 느낀다.

이럴 때는 옆으로 비트는 허리 근육을 편안하게 만드는 스트레칭을 하고, 척추기립근과 요방형근을 강화시키는 신수를 자극해야 한다. 신수는 신장 기능을 강화시켜서 허리를 튼튼하게 만들어주는 역할도 하니 일석이조의 포인트 혈자리다.

또한 척추기립근의 힘을 키우려면 종아리도 건강해야 한다. 종아리에 힘이 없으면 앉았다 일어날 때 허리를 일으켜 세우지 못한다. 종아리 안쪽의 가자미근에서 힘을 제대로 받쳐주지 못하면 허리를 다친다. 종아리의 포인트 혈자리인 승산을 자주 자극하면 허리 통증을 줄일 수 있다.

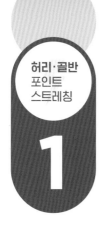

누워서 다리로 노 젓기

효과 골반과 고관절의 경직을 풀어 부드럽게 만들어준다. 허리 아래쪽에 나타나는 뻐근한 통증을 완화시킨다.

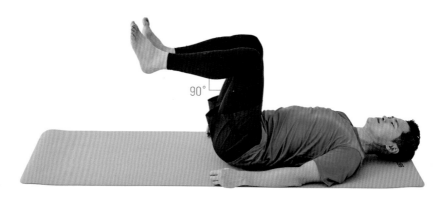

1

바닥에 누워서
무릎이 90도가
되도록 다리를 든다.

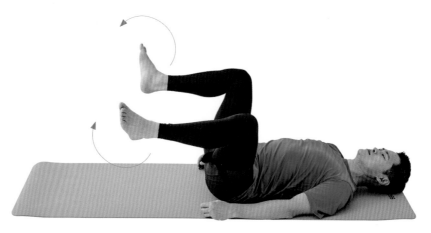

2

다리를 어깨너비로
벌린 다음 회전시키며
가능한 만큼 내린다.

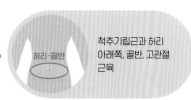

허리·골반

척추기립근과 허리
아래쪽, 골반, 고관절
근육

POINT

급성 염좌나 디스크로 다리를 들 때 허리에 통증이 느껴지면
동작을 하지 않는다. 양쪽 고관절에서 소리가 나면 골반
스트레칭을 함께 시행하고, 한쪽 고관절에서 더 큰 소리가 나면
골반 균형을 맞추는 스트레칭도 함께 시행한다.

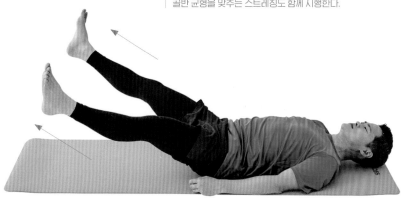

3

최저점에서 다리를
쭉 편다.

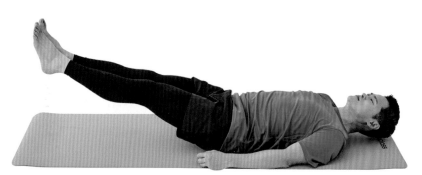

4

다리를 모으며
무릎을 굽혀서 원래
자세로 돌아온다.

발목 잡고 장요근 늘이기

효과 짧아진 장요근이 허리뼈를 몸 앞으로 당기면서 발생시키는 통증을 해소하고, 앞으로
굽은 허리와 골반을 원래 위치로 되돌린다.

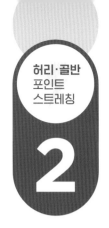

1

오른발을 바닥에 딛고
서서 균형을 잡고, 왼쪽
무릎을 뒤로 굽혀 든 다음
왼손으로 발목을 잡는다.

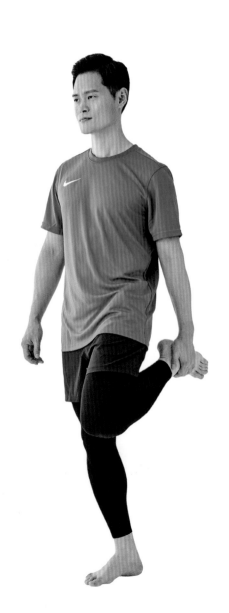

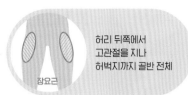

허리 뒤쪽에서
고관절을 지나
허벅지까지 골반 전체

장요근

2

왼쪽 골반을 펴면서
허리를 쭉 펴고, 왼손으로
발목을 최대한 위로
잡아당겨 10초간 자세를
유지한다. 반대쪽도 같은
방법으로 실시한다.

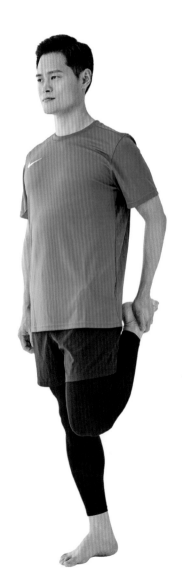

POINT

최대한 골반을 앞으로
밀어야 장요근에 자극을
줄 수 있다.

장요근 누르고 다리 펴기

효과 허리의 움직임을 편안하게 만들고 허리와 엉덩이, 엉치뼈 부근, 서혜부, 허벅지
앞쪽에 나타나는 저릿함과 통증을 감소시킨다.

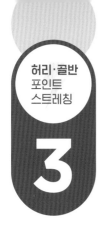

1

의자에 앉아 허리를 세운다.
배꼽에서 골반뼈 사이에서
바깥의 2/3 지점에 툭
튀어나온 장요근을 양쪽
엄지손가락으로 깊이
누른다.

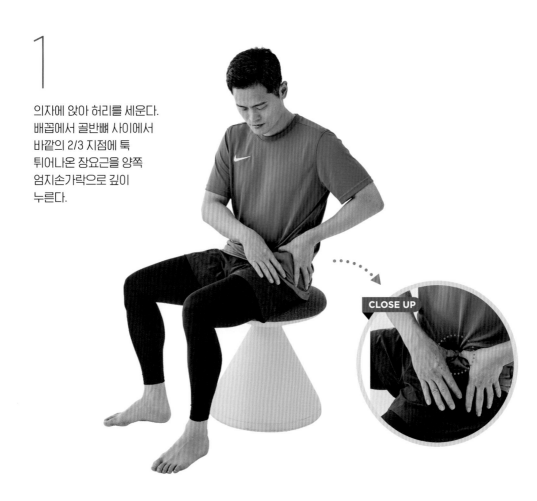

CLOSE UP

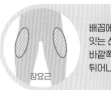

⏱ 10회

배꼽에서 골반뼈를
잇는 선을 그은 다음
바깥쪽으로 2/3 위치에
튀어나온 지점

장요근

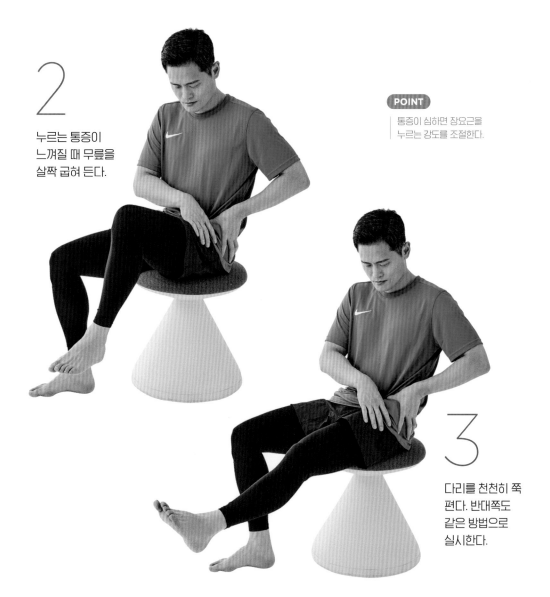

2

누르는 통증이
느껴질 때 무릎을
살짝 굽혀 든다.

POINT

통증이 심하면 장요근을
누르는 강도를 조절한다.

3

다리를 천천히 쭉
편다. 반대쪽도
같은 방법으로
실시한다.

누워서 허리 비틀기

효과 경직된 척추기립근을 유연하게 풀어 허리부터 골반, 고관절을 이완시키고 뻐근한
허리 아래쪽의 통증을 해소한다.

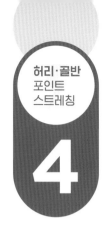

바닥에 누워서 왼쪽
무릎이 90도를 이루도록
굽혀 든다. 왼손은 옆으로
뻗고, 오른손은 왼쪽 무릎
바깥쪽에 댄다.

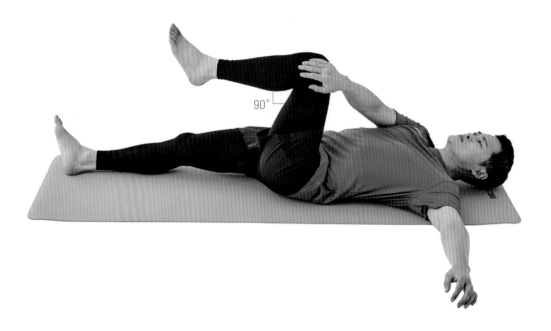

90°

2

오른손에 힘을 주어 왼쪽
무릎을 바닥으로 최대한
당긴다. 이때 양쪽 어깨는
바닥에서 떨어지지 않도록
주의하고, 시선은 왼손 끝을
바라보며 5초간 자세를
유지한다. 반대쪽도 같은
방법으로 실시한다.

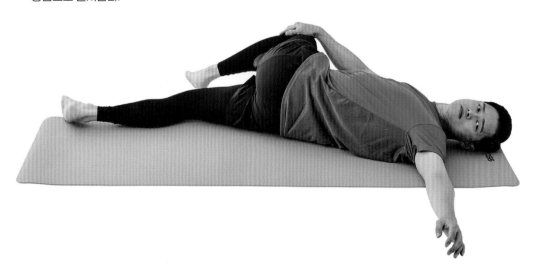

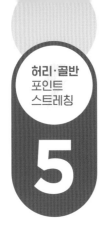

지실 누르고 허리 젖히기

효과 요방형근과 척추기립근의 피로를 풀어줘서 꼬리뼈 부근의 쿡쿡 쑤시는 듯한
통증과 욱신거림, 골반 주변의 결림과 묵직한 느낌을 없앤다.

1

다리를 어깨너비로
벌리고 선다. 양손으로
옆구리를 감싸고, 양쪽
엄지손가락으로 지실을
꾹 누른다.

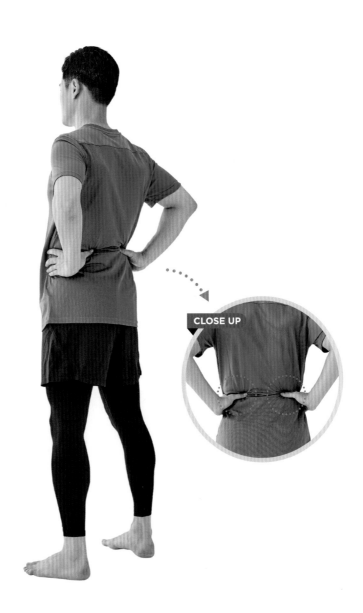

CLOSE UP

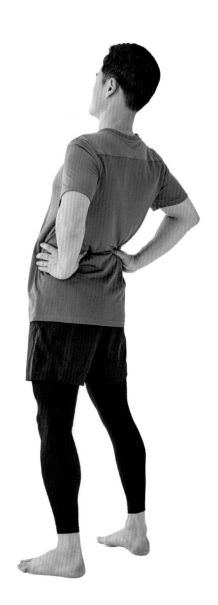

⏱ 3회

지실

허리의 가장 잘록하게
들어간 부위를 양손으로
감싸듯 쥐었을 때 척추
양옆에 엄지손가락이
닿는 지점

2

누르는 힘을 유지한 채
허리를 뒤로 젖혀 10초간
자세를 유지한다.

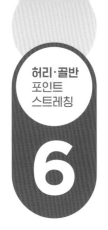

승산 누르고 발목 움직이기

효과 짧아진 채 딱딱해진 종아리 근육을 풀어 다리가 저린 증상을 완화하고, 다리 전체와
허리의 힘을 강화한다.

1

의자에 앉아 오른쪽 발목을
왼쪽 무릎에 올린다. 양쪽
엄지손가락으로 승산을 꾹 누른다.

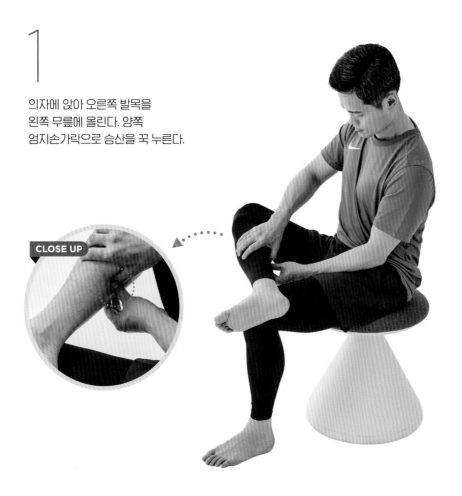

CLOSE UP

2

누르는 힘을 유지한 채
발목을 몸 안쪽으로 최대한
당겼다가 그대로 몸
바깥으로 최대한 꺾는다.
반대쪽도 같은 방법으로
실시한다.

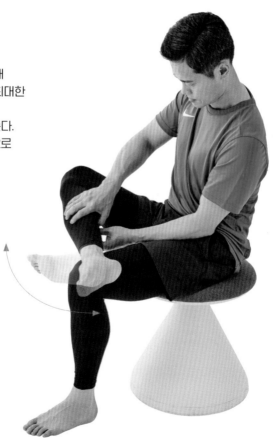

허리가 묵직하고 뻐근해요

　거의 대부분의 사람들이 허리 통증을 한 번쯤은 겪는다. 다른 동물과 다르게 인간은 두 발로 서서 다니기 때문에 숙명적으로 허리가 압력을 받는 신체 구조를 지니게 되었다. 골반이 상체를 고스란히 떠받치고 있는 만큼 골반의 코어 근육이 그만큼 중요한 역할을 한다.

　코어 근육은 생식기를 둘러싸고 있는 골반기저근과 척추와 골반을 감싸고 있는 여러 근육들을 묶어서 가리킨다. 골반 뒷면의 엉덩이 근육과 척추기립근, 앞면의 복근, 위로는 횡격막까지 이어진 근육들을 총칭하는 말이다. 코어 근육들은 모두 허리에 직접적인 영향을 끼치고 있어서 허리 통증을 겪고 있다면 코어 근육을 우선적으로 관리해야 한다.

코어 근육을 풀어야 허리 통증이 사라진다

코어 근육이 약화되면 찌르는 듯한 통증뿐 아니라 항상 허리에 묵직하고 뻐근한 느낌이 든다. 허리의 척추기립근이 경직되거나 엉덩이 근육들에 혈액순환이 제대로 안 되어도 그런 통증을 느끼게 된다. 만성적인 허리 통증에 시달리거나 허리가 묵직한 느낌에 개운치 못하거나 오랫동안 앉아서 생활한다면 척추기립근과 엉덩이 근육들의 경직과 혈액순환 이상을 풀어줄 필요가 있다.

엉덩이에는 대둔근, 중둔근, 소둔근, 이상근 등 여러 근육들이 모여 있고, 이 근육들을 자극하는 각각의 포인트 혈자리들이 있다. 대둔근의 가장 높은 부위와 이상근에 영향을 주는 환도, 중둔근의 포인트 혈자리인 거료는 엉덩이 전반의 혈액순환을 담당하기도 한다.

이 포인트 혈자리들은 몸 안쪽 깊은 곳에 위치하기 때문에 마사지볼이나 테니스공, 폼롤러처럼 끝이 뭉툭한 도구들로 자극하는 것이 효율적이다. 엉덩이 근육은 덩어리가 커서 마사지볼을 바닥에 두고 눕거나 앉아 있기만 해도 효과를 볼 수 있다.

허혈성 압박기법으로 혈액순환을 촉진해도 괜찮다. 근육을 10초 이상 가만히 누르면 일시적으로 피가 안 통하는 상태가 되는데 이때 누르는 힘을 거두면 순간적으로 혈액이 몰리면서 순환이 안 되던 주변의 조직에 혈액이 단번에 전달된다. 엉덩이 근육은 이런 허혈성 압박기법이 잘 적용되는 곳이니, 마사지볼을 엉덩이로 깔고 앉아 10초 이상 자극했다가 일어나보자. 피가 확 돌면서 시원한 느낌이 들고, 허리까지 개운해질 것이다.

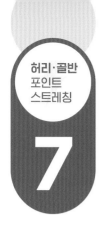

엎드려서 상체 세우기

효과 요가에서 소개하는 '뱀 자세'. 허리 아래쪽을 자극하고 척추기립근을 강화해 묵직
한 통증을 해소한다.

1

바닥에 엎드려 양손을 어깨
옆에 짚는다.

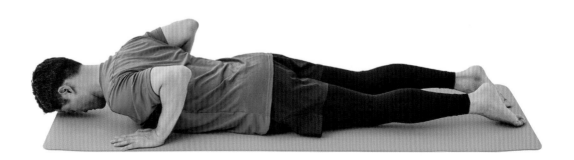

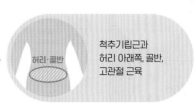

⏱ 10회

허리·골반

척추기립근과
허리 아래쪽, 골반,
고관절 근육

2

팔을 가능한 만큼 쭉 펴면서 상체를
세워 5초간 자세를 유지한다.

POINT

p.190의 '허리·골반 포인트
스트레칭 8'과 번갈아가며 10회씩
시행한다.

허리 아래쪽에 과도한 압력이
가해지지 않도록 상체를 세우는
각도를 조절하고, 더 큰 자극을
원하면 고개를 뒤로 젖힌다.

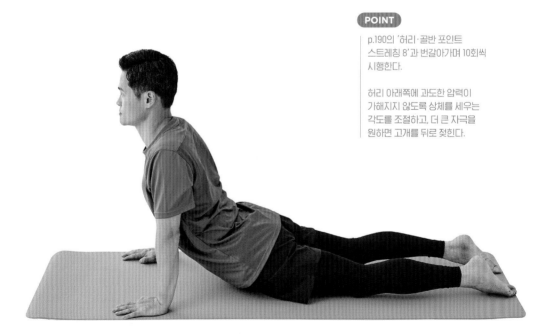

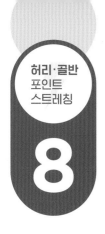

엎드려서 엉덩이 들기

효과 등부터 허리, 엉덩이 근육과 더불어 허벅지 뒤쪽의 햄스트링과 종아리 근육까지
곧게 펴준다. 하체에 나타나는 다양한 통증을 해소시킨다.

1

바닥에 무릎과 양손을 대고
네발 자세를 취한다. 무릎은
골반너비, 양손은 어깨너비로
벌려 바닥을 짚는다.

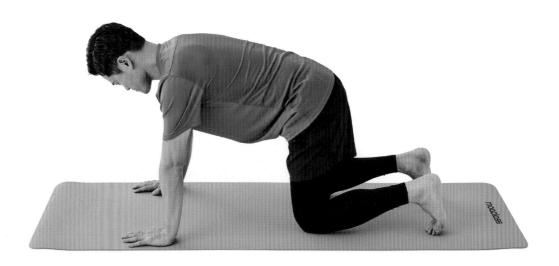

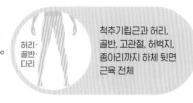

허리·
골반·
다리

척추기립근과 허리,
골반, 고관절, 허벅지,
종아리까지 하체 뒷면
근육 전체

POINT

p.188의 '허리·골반 포인트
스트레칭 7'과 번갈아가며
10회씩 시행한다.

무릎을 쭉 펴고 발바닥을 최대한
바닥에 붙여야 다리 뒷면이
스트레칭된다.

2

엉덩이를 높이 들며
발뒤꿈치를 바닥에 붙이고
다리를 쭉 펴서 5초간 자세를
유지한다.

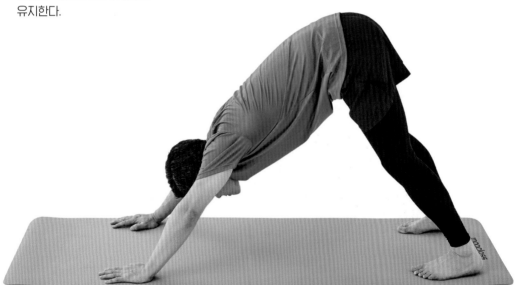

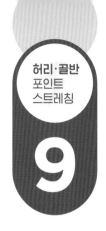

앉아서 환도 누르고 다리 들기

효과 엉덩이의 이상근을 자극해 허리에서 다리로 내려가는 통증과 저릿한 증상을
다스린다.

1

의자에 마사지볼을 놓고,
왼쪽 엉덩이의 환도를
마사지볼에 대고 앉는다.

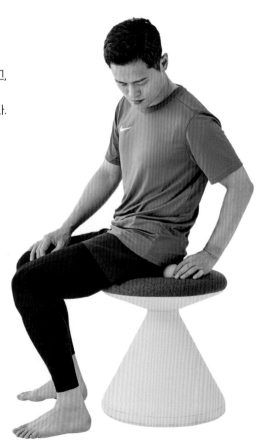

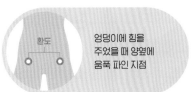

환도

엉덩이에 힘을
주었을 때 양옆에
움푹 파인 지점

2

왼쪽 다리를 들어서
오른쪽 무릎에 올려 깊은
자극을 준 채 10초간
자세를 유지한다.

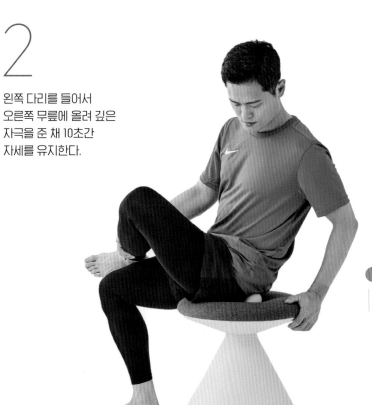

POINT

통증이 심하면 2번 동작은
하지 않아도 된다.

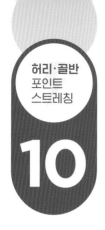

허리·골반
포인트
스트레칭

10

누워서 포황 누르고 다리 들기

효과 엉덩이 근육 중 가장 큰 대둔근을 자극해 허리 아래쪽의 긴장을 줄인다. 허리가
긴장했을 때 나타나는 묵직하고 뻐근한 느낌을 없앤다.

1

바닥에 마사지볼을
놓고, 왼쪽 엉덩이의
포황을 마사지볼에
대고 눕는다.

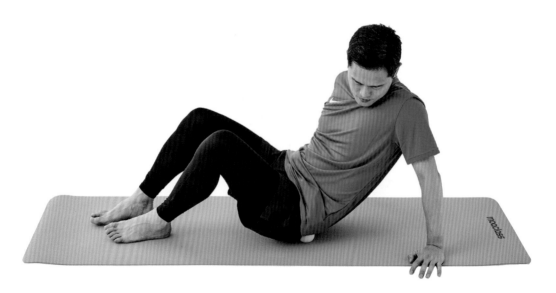

포황

엉덩이 윗부분에서
꼬리뼈 양옆에
가장 높게 솟아 있는
지점

2

왼쪽 다리를 들어서 오른쪽
무릎에 올려 깊은 자극을 준 채
10초간 자세를 유지한다.

POINT

통증이 심하면 2번 동작은
하지 않아도 된다.

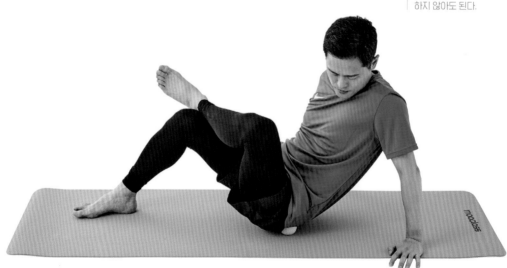

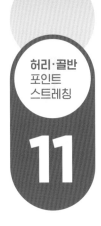

누워서 거료 누르고 다리 들기

효과 뻣뻣하게 굳은 중둔근을 자극해서, 허리부터 다리 옆면에 나타나는 묵직한
느낌과 골반의 좌골신경통을 해소한다.

1

바닥에 마사지볼을 놓고,
왼쪽 거료를 마사지볼에
대고 옆으로 눕는다.

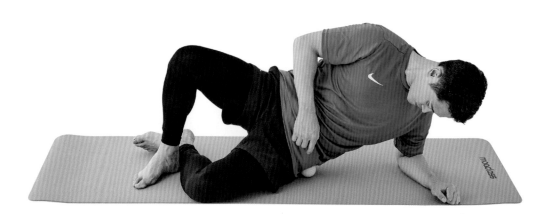

거료 고관절 끝에서 옆구리
방향으로 손가락 둘
너비만큼 올라간 지점

2

왼쪽 다리를 들어서 오른쪽
무릎에 올려 지그시 누르며
10초간 자세를 유지한다.

POINT

통증이 심하면 2번 동작은
하지 않아도 된다.

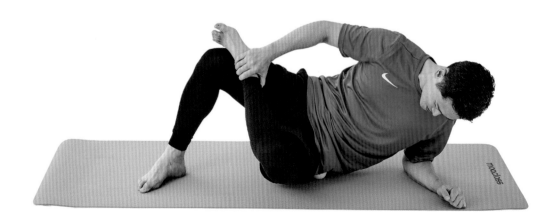

한쪽 골반이
항상 아파요

허리가 아프다고 찾아온 환자들을 눕혀서 다리 길이를 살펴보면 한쪽이 더 긴 경우가 많다. 이렇게 다리 길이가 차이가 나는 가장 큰 원인은 골반의 틀어짐에 있다.

골반의 균형이 무너지면 양쪽 엉덩이의 높낮이가 달라져서 허리에 실리는 무게가 고르지 않고, 양쪽 허리에 가해지는 무게가 다르면 압력 차이로 인해 무게가 더 실리는 쪽의 허리에 통증이 유발된다. 처음에는 아프다가 근육이 틀어지면 척추측만 상태가 되면서 잠시 통증이 줄어드는데, 척추가 더 틀어지면 다시 통증이 생기고 이런 통증이 반복해서 나타난다. 다행히도 발목, 무릎, 허리, 어깨, 목 등 신체 불균형을 일으키는 부위 중 혼자서 직접적으로 자극해 균형을 바르게 맞추기 쉬운 곳 역시 골반이다.

━━━━━ 골반 불균형이 다리 길이를 바꾼다

불균형한 상태의 골반은 다리 길이에도 영향을 미친다. 골반이 올라간 쪽의 다리 길이가 짧아질 거라고 생각하기 쉽다. 하지만 사람의 몸은 2차원적인 평면 구조가 아니라 3차원적인 입체 구조라서 올라가고, 기울고, 비틀리는 것까지 고려한다면 상당히 복잡해진다. 어쨌든 골반의 불균형 때문에 다리 길이가 달라지면 걸을 때 뒤뚱거리고, 역시 허리에 가해지는 힘에 균형이 맞지 않아서 통증이 생긴다. 골반 균형은 코어 근육의 혈액순환에도 영향을 미치므로 코어 근육의 상당 부분이 이어진 허리 건강에도 악영향을 준다.

골반을 바로잡는 스트레칭으로 불균형을 해소해야 허리와 골반, 엉덩이, 허벅지, 다리에 나타나는 통증이나 저림, 당기는 증상이 사라진다. 골반 균형 스트레칭은 골반 균형이 좋은 사람들이 해도 허리를 비롯한 하체의 다양한 통증을 예방할 수 있다.

균형이 무너진 골반을 스트레칭할 때 어느 쪽을 더 많이 해야 하는지 궁금할 것이다. 사람의 몸은 양쪽을 똑같이 자극해주면 스스로 균형을 찾아가는 특성이 있기 때문에 양쪽 골반을 똑같은 강도로 움직이길 권한다. 자칫 잘못 판단해 한쪽만 스트레칭을 하면 엉뚱한 곳을 자극해, 통증을 악화시키는 결과를 초래한다.

한쪽 골반을 조금 더 자극하면 좋은 경우도 있다. 양쪽을 똑같이 움직였는데 한쪽은 굉장히 편한데 비해, 다른 쪽은 움직임이 어색한 때다. 이런 경우에는 양쪽을 동일하게 스트레칭한 다음 움직임이 조금 어색한 쪽의 골반을 한두 번 더 자극하는 것이 좋다.

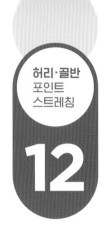

앉아서 한쪽 다리를 들고 허리 숙이기

효과 골반 바깥쪽에서 허리와 엉덩이 뒷면으로 이어진 뻣뻣한 근육을 늘여 유연성을
회복시킨다. 허리 아랫부분의 쥐어짜는 듯한 통증을 완화한다.

1

의자에 앉아 허리를 세운다.
오른쪽 발목을 왼쪽
허벅지에 올린다.

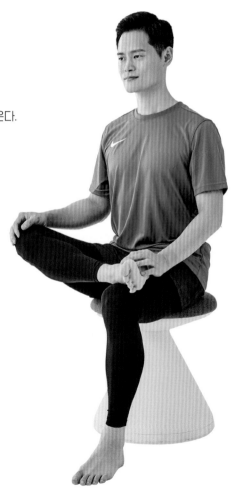

허리·골반

척추기립근과 허리 아래쪽, 골반, 고관절 근육

2

허리를 천천히
앞으로 숙이고 5초간
자세를 유지한다.
반대쪽도 같은
방법으로 실시한다.

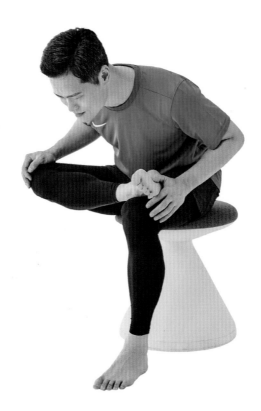

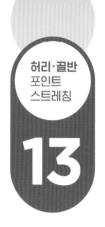
무릎 짚고 몸통 비틀기

효과   평소 잘 사용하지 않는 골반과 허벅지 안쪽의 근육을 이완시킨다. 허리와 골반의
움직임을 편안하게 만든다.

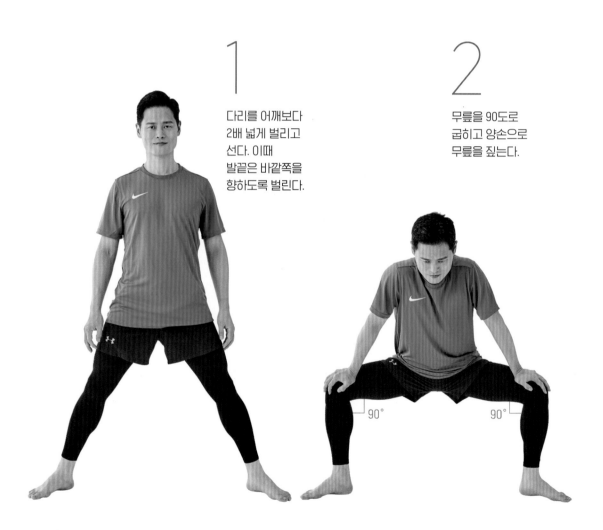

1

다리를 어깨보다
2배 넓게 벌리고
선다. 이때
발끝은 바깥쪽을
향하도록 벌린다.

2

무릎을 90도로
굽히고 양손으로
무릎을 짚는다.

90°   90°

202

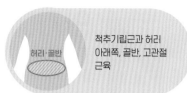

허리·골반

척추기립근과 허리 아래쪽, 골반, 고관절 근육

3

오른쪽 어깨를 몸 안쪽으로 깊이 숙이면서 몸통을 비틀고, 오른손으로 무릎을 바깥쪽으로 밀어낸다.

4

2번 자세로 돌아와 왼쪽 어깨를 몸 안쪽으로 깊이 숙이면서 몸통을 비틀고, 왼손으로 무릎을 바깥쪽으로 밀어낸다.

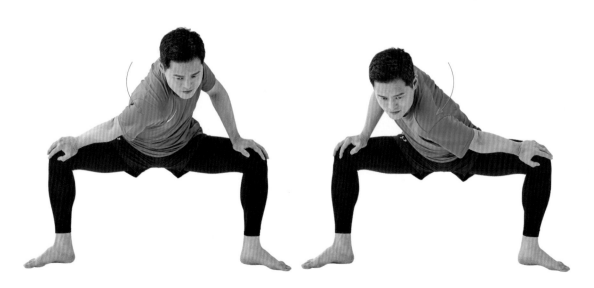

의자에 한쪽 무릎 대고 발목 당기기

효과 골반과 허벅지 앞쪽을 자극해 틀어진 골반의 균형을 맞춘다. 골반, 허벅지, 정강이
까지 나타나는 쑤시는 듯한 통증이나 피로감을 없앤다.

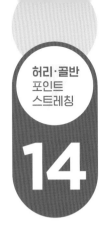

1

의자에 오른쪽 무릎을
대고, 왼쪽 다리는
의자 앞에 딛고 선다.
왼쪽 무릎을 살짝
굽히고 왼손으로
무릎을 짚는다.

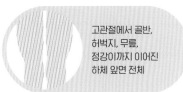

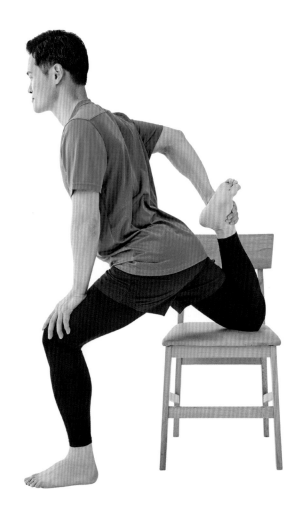

⏱10회

고관절에서 골반,
허벅지, 무릎,
정강이까지 이어진
하체 앞면 전체

2

오른쪽 무릎을 굽혀서
오른손으로 발목을
잡는다. 발목을 앞으로
당기며 허리를 세운다.
반대쪽도 같은 방법으로
실시한다.

POINT

골반에서 허벅지
앞까지 강하게 당기는
느낌이 드는데,
자극을 견딜 수 있는
범위만큼 동작한다.

무릎이 쿡쿡 쑤셔요

—

다리가 퉁퉁 부어서 뻐근하고 무거워요

—

종아리에 쥐가 자주 나요

—

발목을 접질러서 시큰거려요

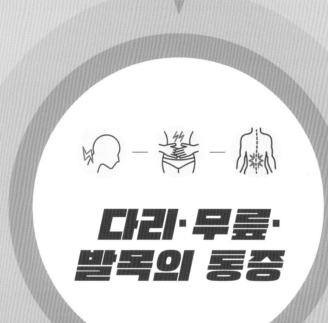

다리·무릎·발목의 통증

무릎이
쿡쿡 쑤셔요

무릎은 한 번 다치면 회복이 어렵다. 걷기만 해도 무릎을 사용하는 셈이고, 걸을 때마다 생기는 충격을 무릎에서 받기 때문이다. 또한 무릎은 조직이 굉장히 복잡하게 얽혀 있어 손상을 입기 쉬운 구조이기도 하다. 무릎은 근육뿐 아니라 여러 관절과 인대로 견고하게 둘러싸여 있다. 내측부인대, 외측부인대, 전방십자인대, 후방십자인대 등이 있으며, 슬개골이 무릎을 덮듯 감싸서 보호한다. 이중에 하나라도 문제가 생기면 무릎이 쿡쿡 쑤시는 통증으로 인해 걸을 때, 방향을 돌리거나 구부릴 때 불편함을 느낀다. 특히 계단을 내려갈 때 아픈 경우가 많다.

무릎을 감싼 근육과 인대를 강화하자

무릎 주변에 염증이 생기면 혈액순환이 잘 안 되어 붓게 된다. 이를 뒤집어 말하자면 무릎의 혈액순환만 도와주어도 통증이 훨씬 빨리 줄어든다. 무릎 뒤쪽의 오금을 자극하면 혈액순환이 원활해져서 무릎을 움직일 때 한결 가벼워지고, 염증이 줄어들어 통증도 사라진다.

한편 허벅지 근육 강화도 빼놓을 수 없이 중요하다. 위아래로 길쭉한 허벅지 근육은 길게 내려와 무릎을 지지한다. 그래서 무릎을 강화하고 싶거나 다치고 나서 재활할 때는 허벅지 근육을 신경 써서 움직여야 한다. 허벅지 근육을 움직였을 때 당장은 무릎의 통증이 심해진다고 느낄 수 있다. 하지만 허벅지 근육은 퇴화하는 속도가 빠르기 때문에 장기적으로 보면 허벅지 근육을 움직여 힘을 강화하는 게 통증 개선의 측면에서 훨씬 좋다.

허벅지에 힘을 주면 안쪽에 불룩 솟아오르는 근육에 위치한 혈해는 무릎과 허벅지에 모두 작용하는 포인트 혈자리다. 이 근육이 발달했다는 뜻은 하체 근육이 그만큼 좋다는 뜻이고, 하체가 건강하면 온몸의 혈액순환이 잘 된다는 의미가 되니 이곳의 이름이 '피의 바다'라는 뜻의 혈해가 되었다. 이 부분을 자극하면 무릎을 비롯해 전신의 혈액순환에 큰 도움이 된다.

무릎 아래 양쪽에 쏙 들어간 부분은 독비라는 포인트 혈자리다. 무릎에 염증이 있거나 무릎연골의 힘이 약해지면 이 위치에 힘이 잘 들어가지 않고, 눌렀을 때 묵직한 통증이 느껴진다. 이때 독비를 자극하면 통증이 사라져 무릎이 한결 가볍고 편안해진다.

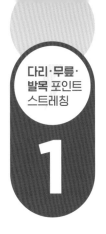

위중 누르고 다리 들기

효과 무릎 뒤에 위치한 림프절을 자극해 무릎의 염증을 가라앉히고 통증을 해소한다.
무릎 주변이 붓는 부종을 없애는 데도 좋다.

1

의자에 앉아 허리를
세운다. 오른쪽 다리를
들고, 양손으로 무릎을
감싸듯 쥔다. 오금에 양쪽
가운뎃손가락을 대고
위중을 누른다.

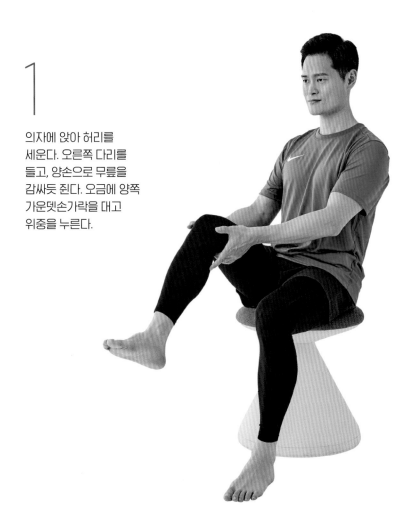

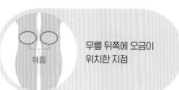

무릎 뒤쪽에 오금이
위치한 지점

위증

2

다리에 힘을 뺀 채 양손으로
무릎을 당겨 5초간 자세를
유지한다.

POINT

오금의 림프절이
활성화되면 팔딱팔딱하는
느낌이 든다.

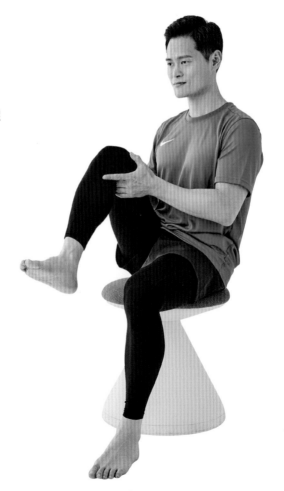

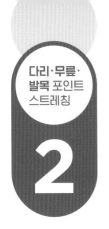

다리·무릎·
발목 포인트
스트레칭

2

혈해 누르고 다리 펴기

효과 직접적으로 자극하기 어려운 부위인 무릎 위쪽과 허벅지 안쪽은 물론 대퇴사두근
에 깊은 자극을 전달해, 무릎과 하체의 혈액순환을 돕는다.

1

의자에 앉아 허리를
세운다. 오른쪽 다리를
들고, 양손으로 무릎
위를 감싸듯 쥔다.
양쪽 엄지손가락으로
혈해를 누른다.

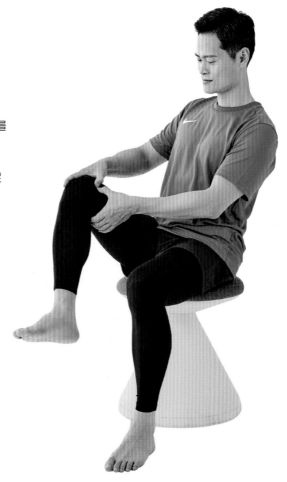

혈해

허벅지 안쪽에 힘을
주었을 때 제일 볼록
솟아오르는 지점

2

누르는 힘을 유지한 채
다리를 편다.

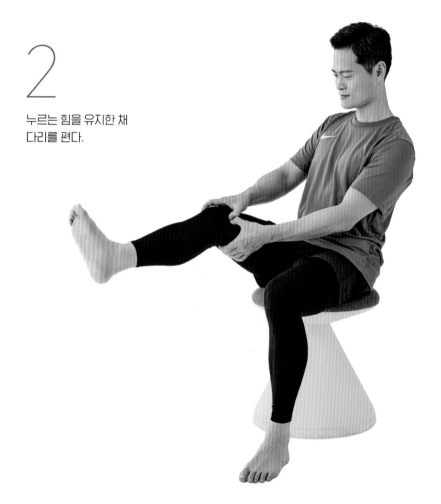

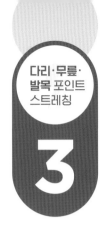
독비&내슬안 누르고 다리 펴기

효과 외슬안이라고도 부르는 독비와 내슬안을 함께 자극해, 무릎 연골에 발생하는 염증을 줄인다. 걸을 때마다 시큰거리는 무릎 통증을 해소한다.

1

의자에 앉아 허리를
세운다. 오른쪽 다리를
들고, 오른쪽 검지손가락과
가운뎃손가락으로 무릎
아래의 독비와 내슬안을
누른다.

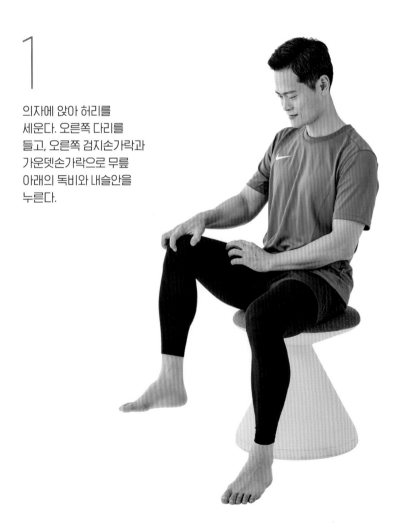

40회

오른쪽이 아플 경우

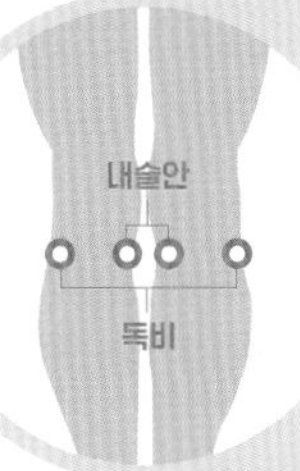

독비(외슬안)

무릎을 구부렸을 때 무릎 아래에서 바깥쪽에 움푹 패인 지점

내슬안

무릎 아래에서 안쪽에 움푹 패인 지점

2

무릎에 힘을 뺀 채
다리를 편다.

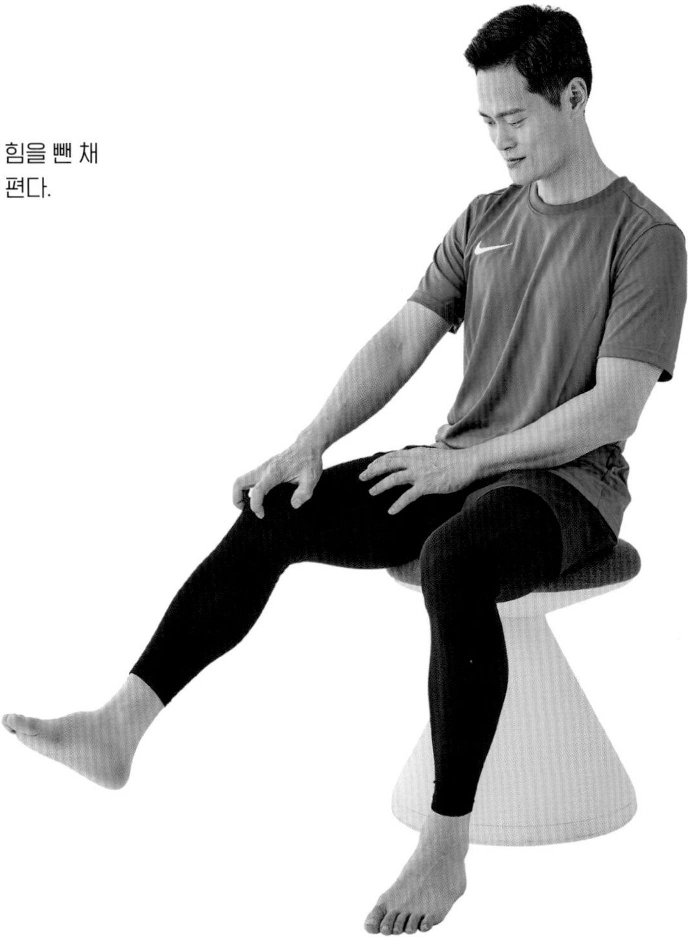

다리가 퉁퉁 부어서
뻐근하고 무거워요

기운은 아래로 처진다. 위로 오르는 법이 없다. 반대로 기운은 위로 오르
게 하면 살고, 아래로 처지는 것을 방치하면 약해진다. 세포의 경우에도 마
찬가지다. 세포 안에 기운이 모자라면 세포가 수분을 간직할 힘을 잃어서
수분이 세포 밖으로 빠져나간다. 그러면 세포와 세포 사이의 조직에 다량의
수분이 저장되어 부종이 된다. 기운은 아래로 처지니, 부종은 특히 다리 쪽
에서 더 많이 느낀다. 기운 외에도 에너지, 대사, 순환 등은 이런 면에서 비
슷하게 작용한다.

부종을 개선시키려면 하체에 모인 기운을 순환시켜 수분의 정체를 해소
시켜야 한다. 영양적으로 균형 있게 먹고, 충분히 쉬어야 한다. 그렇게 기운
을 차리면 수분이 세포 속으로 들어갈 힘을 얻는다. 순환을 잘 시켜주면 세포
속으로 수분이 쏙 들어간다. 그러면 부종이 나아지면서 온몸이 가볍게 느껴
진다. 순환시키는 힘은 포인트 혈자리 스트레칭을 하면서 얻을 수 있다. 전
기를 충전하기 위해 플러그를 꽂는 것을 잘 먹고 쉬는 데 비유하자면, 포인트
혈자리를 누르는 것은 전기 스위치를 딸깍 누르는 데 비유할 수 있다.

다리의 순환을 개선시켜 하체 부종을 없애자

다리 부종을 해결할 스위치인 포인트 혈자리 중에서 가장 중요한 지점이 정강이뼈 안쪽에 위치한다. 정강이부터 쭉 올라가 아랫배까지 이어진 근육이 코어 근육의 한 부분을 이룬다. 기운을 모으려면 다리 안쪽의 근육이 발달해야 한다. 정강이 안쪽을 자극하고 근육을 발달시키면 코어 근육도 저절로 좋아진다. 그중 삼음교과 음릉천은 다리 전체를 순환시키는 데 탁월한 역할을 하는 포인트 혈자리다.

피는 다리로 내려갔다가 다시 심장으로 올라간다. 문제는 피의 흐름도 중력의 영향을 받기 때문에 다리에서 위로 올라가는 순환은 여간 힘든 게 아니다. 다행히도 아킬레스건과 종아리에는 특별한 장치가 있다. 피를 위로 펌프질해서 올릴 수 있는 장치다. 이 장치를 잘 작동시키면 정맥순환이 원활해지고 다리의 부종이 싹 사라진다. 아킬레스건은 손으로 두드리거나 발뒤꿈치를 서로 맞닿게 두드려도 되지만 가장 쉽고 효과가 뛰어난 작동법은 발목 펌프 스트레칭이다. 누워서 아킬레스건 아래에 딱딱한 물체를 놓고 다리를 들었다 툭 떨어뜨리며 자극을 여러 차례 주면 된다. 발바닥 한가운데의 용천을 두드려도 정맥순환에 좋다. 발바닥은 웬만큼 강하게 쳐도 크게 아프지 않으니 조금 세게 두드린다.

이렇게 정맥을 순환시킨 다음 피로 물질도 해결해보자. 피로 물질들은 림프를 활성화시켜야 몸 바깥으로 배출된다. 하체에서 가장 큰 림프절은 서혜부(사타구니)에 있다. 서혜부의 충문을 가만히 누르면 하체의 림프절들이 쿵쿵 뛰면서 열심히 일을 하고, 피로 물질을 배출시켜 다리의 부종이 쏙 빠진다.

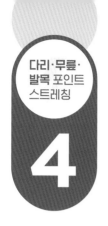

삼음교 누르기

효과 정체된 하체의 혈액순환을 원활하게 만들고, 발목의 부종을 완화한다. 또한 다리에
쌓인 피로를 해소하는 데 도움을 준다.

1

의자에 앉아 허리를 세운다.
오른쪽 발목을 왼쪽 무릎에
올린다. 삼음교에 한쪽
손바닥을 대고, 반대쪽 손으로
감싼 다음 누른다.

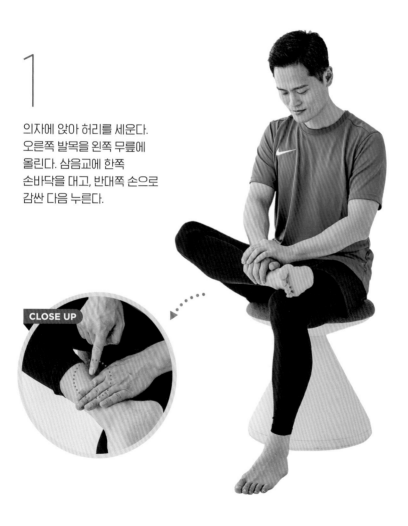

CLOSE UP

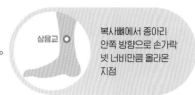

⏱ 30회

삼음교 ○

복사뼈에서 종아리 안쪽 방향으로 손가락 넷 너비만큼 올라온 지점

2

누르는 힘을 유지한 채 정강이뼈를 따라 삼음교 위아래도 꾹꾹 누른다. 반대쪽도 같은 방법으로 실시한다.

POINT

정강이뼈 안쪽은 예민한 부위니 너무 강하게 누르지 않는다.

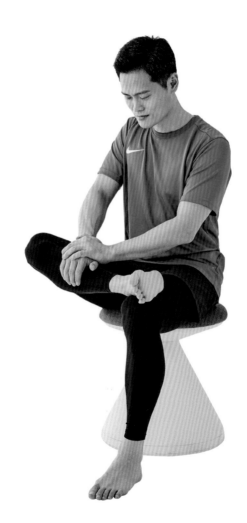

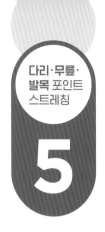

다리·무릎·
발목 포인트
스트레칭

5

음릉천 누르고 다리 펴기

효과 종아리의 부종을 빼주고, 정강이와 무릎뼈를 따라 나타나는 통증을 해소하는 효과
를 낸다.

1

의자에 앉아 허리를
세운다. 오른쪽 무릎을
굽혀 다리를 들고,
양쪽 엄지손가락으로
음릉천을 누른다.

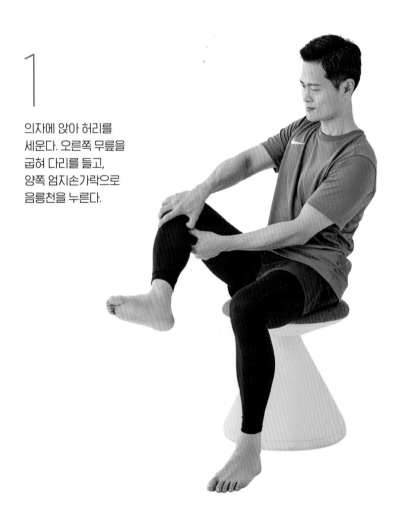

음릉천

무릎 아래에서 다리
안쪽으로 손가락 둘
너비만큼 내려온 지점

2

무릎에 힘을 뺀 채 다리를
편다. 반대쪽도 같은
방법으로 실시한다.

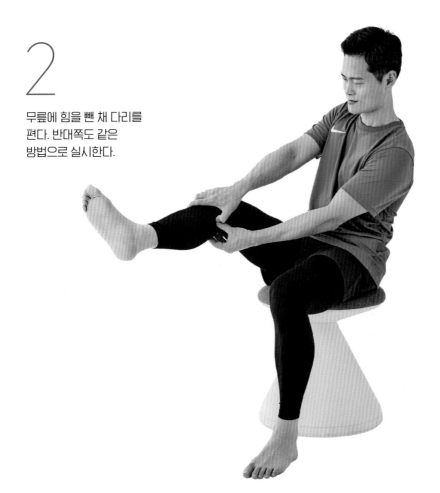

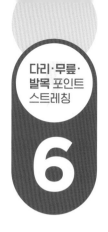

다리·무릎·
발목 포인트
스트레칭

6

조해 누르고 발목 까딱거리기

효과 정체된 혈액과 림프가 원활하게 순환하도록 돕는다. 하체 전체에 발생하는 부종과
다리가 무거워지는 증상을 완화한다.

1

의자에 앉아 허리를
세운다. 오른쪽 발목을
왼쪽 무릎 위에 올린다.
양쪽 엄지손가락으로
조해를 누른다.

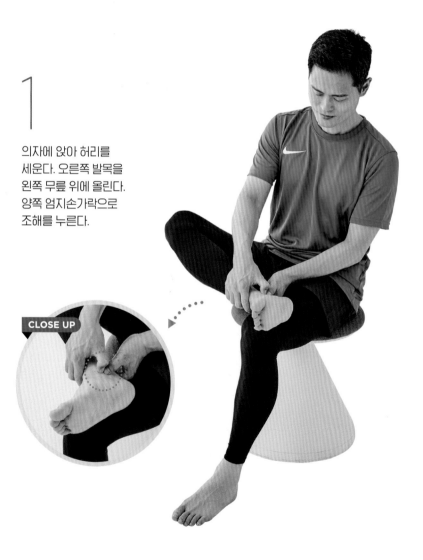

CLOSE UP

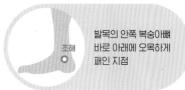

⏱ 30회

조해

발목의 안쪽 복숭아뼈
바로 아래에 오목하게
패인 지점

2

누르는 힘을 유지한 채
발목을 몸 안쪽으로
가볍게 당겼다가 그대로
바깥쪽으로 꺾는다.
반대쪽도 같은 방법으로
실시한다.

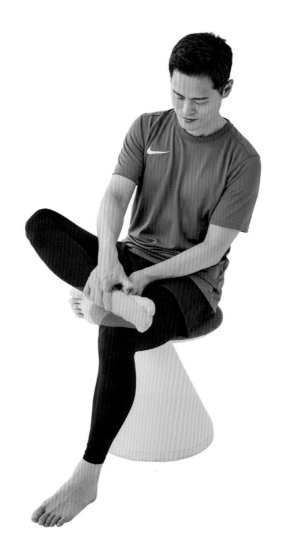

발목 펌프 스트레칭

효과 혈액을 발끝까지 공급했다가 심장 쪽으로 끌어올리는 효과가 뛰어나다. 종아리의
피로를 풀어주고, 다리의 부종을 없앤다.

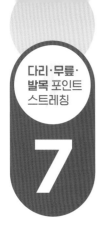

1

폼롤러나 수건으로 감싼 원통형
물체에 발목을 올리고 눕는다.

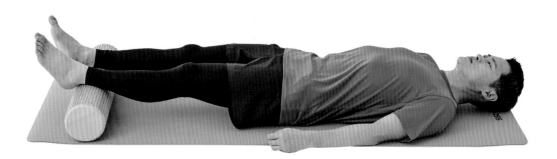

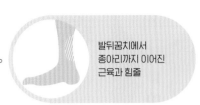

⏱ 50회

발뒤꿈치에서
종아리까지 이어진
근육과 힘줄

2

왼쪽 다리를 15cm쯤 위로
들었다가 툭 떨어뜨린다. 반대쪽도
같은 방법으로 실시한다.

POINT

다리를 너무 약하게 떨어뜨리지 않도록
주의하고, 발목에 통증이 느껴지면 탁탁
두드리듯 가볍게 동작을 실시한다.

50회 이상 실시하되 체력과 시간이 된다면
100~500회 실시하는 것이 효과가 더 크다.

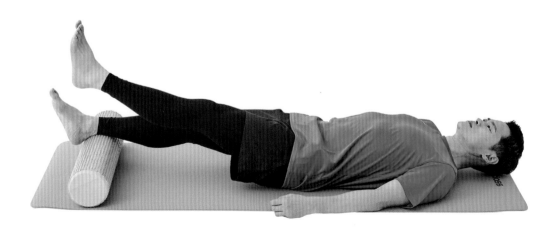

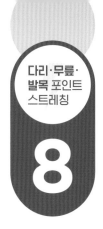

다리·무릎·
발목 포인트
스트레칭

8

충문 눌렀다 떼기

효과 서혜부의 림프절을 활성화해, 다리에 고이는 노폐물과 피로 물질을 제거한다.
허벅지가 붓는 듯한 증상을 완화하는 데 효과적이다.

1

의자에 앉아 허리를 세운다.

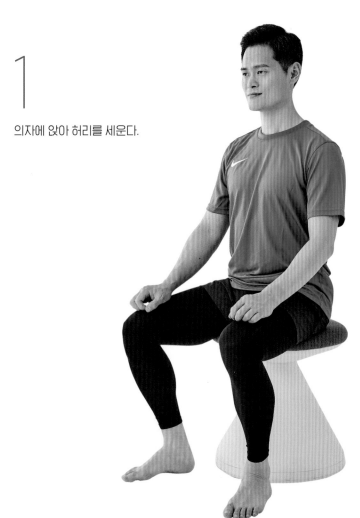

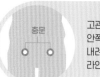

충문

고관절에서 허벅지
안쪽 사선으로
내려오다가 서혜부
라인의 중간 지점

2

양손을 포개서 손바닥으로 서혜부
중앙의 충문을 지그시 누르고, 10초간
자세를 유지했다가 손을 뗀다.
반대쪽도 같은 방법으로 실시한다.

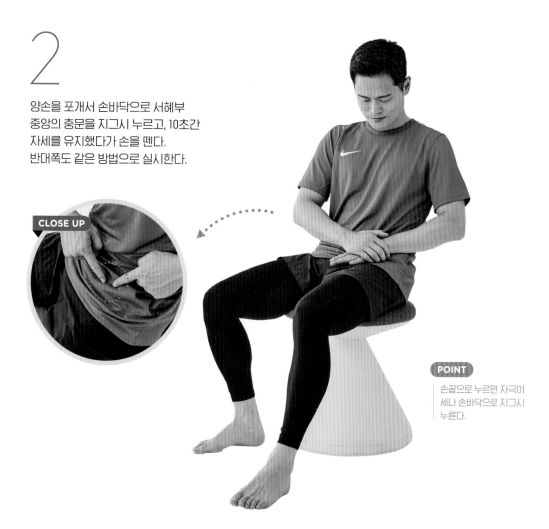

CLOSE UP

POINT

손끝으로 누르면 자극이
세나 손바닥으로 지그시
누른다.

종아리에
쥐가 자주 나요

근육은 혈액을 저장하고 있는 물탱크와 같다. 근육 다발의 한 가닥, 한 가닥에 혈액이 흐르기 때문에 근육을 키울수록 혈액순환이 잘되는 것은 당연한 이야기다. 반대로 근육량이 부족하거나 크기가 작으면 혈액순환이 안 되고, 근육이 딱딱해진다.

이렇게 딱딱해진 근육에는 유연함이 줄고, 피로 물질이 쉽게 쌓이며, 혈액 공급도 원활하게 이루어지지 않는다. 특히 종아리의 비복근은 뭉침이 심해질 수 있는 근육인데, 평소 굽이 높은 신발을 신거나 종아리에 반복해서 힘을 주는 운동을 한 다음 근육을 풀어주지 않아도 종아리 근육이 단단하게 굳는다. 단단해지다 못해 근육이 경직되어 꼬이기까지 하면 극심한 통증과 함께 쥐가 난다. 하체의 여러 부위 중에서도 종아리에는 피로가 쌓이기 쉽고 부종이 잘 발생하여 쥐가 잘 난다. 그만큼 혈액순환이 더 원활해져야 하는 부위다.

▬▬▬▬▬ 종아리의 혈액이 부족하면 쥐가 난다

근력이 약한 사람들은 밤에 잘 때 쥐가 잘 난다. 피곤한 몸을 이끌고 잠자리에 들었는데 새벽녘에 체온이 떨어질 때쯤 온몸의 근육이 긴장하면 종아리에 힘이 콱 들어가면서 쥐가 난다. 잠깐 통증을 느끼다 쥐가 풀리면 다행이지만 한 번 쥐가 난 부위에는 반복해서 쥐가 날 확률이 높다. 쥐가 난 근육의 문제가 해결되지 않기 때문이다. 쥐가 날 때마다 느끼는 고통도 괴롭지만 심한 경우에는 쥐가 풀리고 나서 며칠 동안이나 발을 디딜 때 종아리 근육이 아파 고생하기도 한다.

운동을 심하게 할 때도 일시적인 혈액순환 장애가 생겨서 쥐가 난다. 등산을 하다 지쳐서 쉴 때, 무리하게 달리기를 했을 때, 근육 운동을 하면서 순간적으로 힘을 줄 때도 종아리 근육이 꼬일 수 있다.

이때 순간적으로 종아리 근육에 혈액을 공급해주는 데는 포인트 혈자리만한 게 없다. 종아리의 원활한 혈액순환을 촉진하는 승산, 온몸 근육의 유연성을 담당하는 양릉천은 종아리에 쥐 났을 때 가장 먼저 자극해야 할 포인트 혈자리다.

이후 응급조치가 끝나고 나면 발과 종아리를 따뜻하게 해주어야 한다. 평소 하체의 근력을 키우고 휴식을 잘 취하는 게 좋고, 쥐나 통증이 발생하지 않았을 때도 이 포인트들을 자극해서 혈액순환을 시켜주면 금상첨화다.

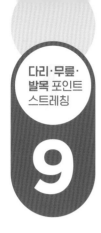

다리·무릎·발목 포인트
스트레칭

9

승산 누르고 발끝 꺾기

효과 종아리에 쥐가 났을 때 바로 실시하는 스트레칭. 종아리 뒤쪽에 발생한 근육의
꼬임을 풀어주어 쥐가 났을 때 함께 나타나는 통증을 해소한다.

1

의자에 앉아 오른쪽 발목을
왼쪽 무릎 위에 올린다.
오른쪽 엄지손가락으로
승산을 꾹 누른다.

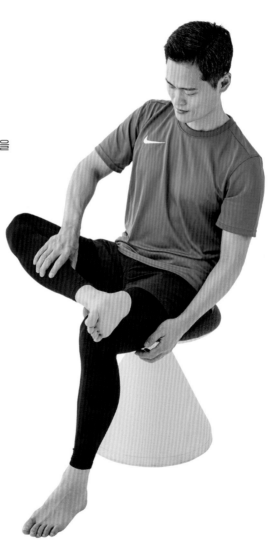

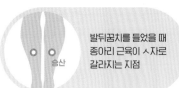

발뒤꿈치를 들었을 때
종아리 근육이 ㅅ자로
갈라지는 지점

승산

2

누르는 힘을 유지한 채
왼손으로 발가락을 잡고,
발끝을 몸 안쪽으로 꺾는다.

POINT

발가락을 주물주물 움직이는
것뿐 아니라, 잡아당기거나
위아래로 젖히는 동작을 해도
효과가 좋다.

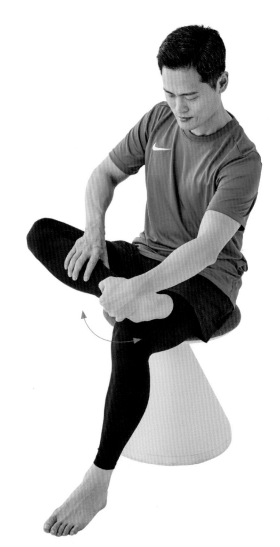

양릉천 누르고 발끝 당기기

효과 다리의 움직임이 둔하거나 종아리 근육에 경련이 일어났을 때 증상을 빠르게 풀어
주는 효과가 있다.

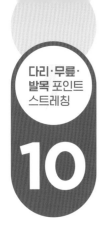

의자에 앉아 허리를
세운다. 양손으로 왼쪽
무릎 아래를 감싸듯 쥐고,
양쪽 엄지손가락으로
양릉천을 강하게 누른다.

⏱ 풀릴 때까지 충분히

왼쪽이 아플 경우

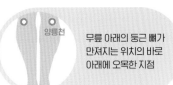

양릉천

무릎 아래의 둥근 뼈가 만져지는 위치의 바로 아래에 오목한 지점

2

누르는 힘을 유지한 채 발끝을 몸 안쪽으로 최대한 당겼다가 내린다.

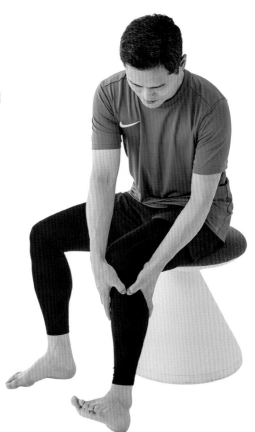

발목을 접질러서
시큰거려요

발목을 접지르고 나서 붓고, 걷는 데 통증이 느껴진다면 발목 인대의 염좌를 의심해봐야 한다. 흔히 '인대가 늘어났다'라고 표현하는 상태다. 발목은 구조상 대개 바깥쪽의 인대가 잘 다치는데, 안쪽 인대 주변은 예민한 편이라 다치면 치료에 오랜 시간이 걸린다.

두 발로 걸어 다닐 때 전신의 무게를 지탱하고 균형을 잡는 데 여러 신체 부위가 역할을 나눠받고 있지만 최종적으로는 발목이 주된 역할을 담당한다. 그래서인지 단일 부위 중에서는 발목에 뼈가 가장 많이 몰려 있다. 작은 부위에 자잘한 크기의 뼈들이 몰려 아주 정밀하게 움직이다 보니 그만큼 자잘한 손상을 입을 확률이 높은 부위가 발목이다.

발목 안정성을 높이는 엉덩이 근육

접지르면서 발목 바깥쪽의 인대가 늘어나 부으면 찜질을 하고 포인트 혈자리를 꾹 눌러서 순환만 시켜도 붓기가 굉장히 빨리 가라앉는다. 발목을 접질렀을 때 많은 사람들이 침 치료를 받는 이유가 이와 같다. 침으로 포인트 혈자리를 찔러 자극하면 붓기가 빨리 빠지고 인대의 회복 속도도 빨라지기 때문이다.

자잘한 발목뼈들 사이에 있는 인대가 다친 경우에는 여간 낫기가 힘들기 때문에 한두 달 이상 고생하는 경우도 많다. 걷거나 뛸 때마다 발목이 시큰거리는 통증에 시달리는 후유증이 찾아오기도 한다. 이럴 때는 발끝을 계단이나 높이가 조금 있는 문지방에 올린 다음 체중을 실으며 발목을 내려서 발목관절을 밀어넣는 동작이 도움이 된다.

한편 이상하게도 발목을 자주 접지르는 사람이 있다. 1년에 두세 번씩 꼭 한쪽 발목이 살짝 부어 있다고 한다. 반복해서 일어나는 일에는 이유가 있다. 이런 경우는 발목의 인대가 늘어난 상태로 방치되어 있을 가능성이 높다. 발목 염좌가 잦은 사람들의 발목을 보면 덜그럭거리듯 헐겁다는 느낌을 받는다. 다쳤을 때 치료가 끝까지 이루어지지 않아서 인대가 늘어난 상태가 되었기 때문이다. 발목 인대가 헐거우면 걸을 때, 발을 내디딜 때 발목의 안정성이 떨어져 접지르기 쉽고, 계속 손상이 누적되어 발목의 안정성이 더욱 떨어지는 악순환을 맞이한다.

엉덩이 근육이 약해진 상태일 때도 발목을 자주 접지른다. 걸을 때 안정감을 주는 근육 중에서 엉덩이 근육, 그중에서도 중둔근은 맡은 역할이 크다. 중둔근에 힘이 없으면 걸을 때 엉덩이가 바깥으로 빠지듯이 걷게 되어 체중이 한쪽으로 쏠린다. 체중이 옆으로 쏠리다 점차 넘어질듯이 위태롭게 걷게 되는데, 그러면 다시 발목에 무리가 가고 접지르기도 더 쉬워진다. 이런 경우에 해당된다면 중둔근 강화를 꼭 해야 한다.

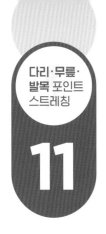

구허&상구 누르고 발목 까딱거리기

효과 손상된 발목 인대의 회복을 돕고, 발목 염좌로 인한 통증을 제거한다. 오래 서 있을 때
발뒤꿈치에 나타나는 통증도 해소해준다.

1

의자에 앉아 허리를 세운다.
왼쪽 발목을 들어 양쪽 검지손가락으로
구허와 상구를 누른다.

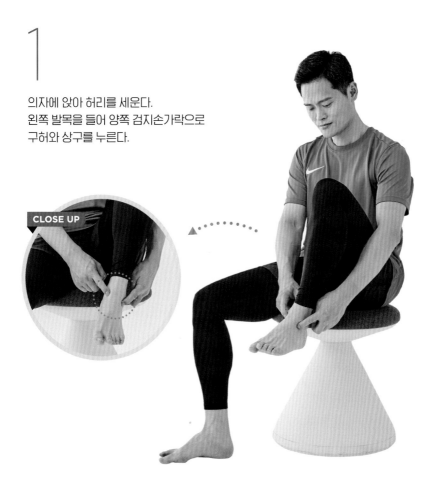

CLOSE UP

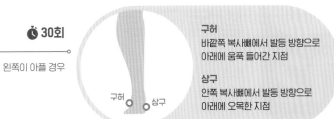

⏱ 30회

왼쪽이 아플 경우

구허
바깥쪽 복사뼈에서 발등 방향으로
아래에 움푹 들어간 지점

상구
안쪽 복사뼈에서 발등 방향으로
아래에 오목한 지점

구허 ○   ○ 상구

2

누르는 힘을 유지한 채
발끝을 몸 안쪽으로 최대한
당겼다가 아래로 내린다.

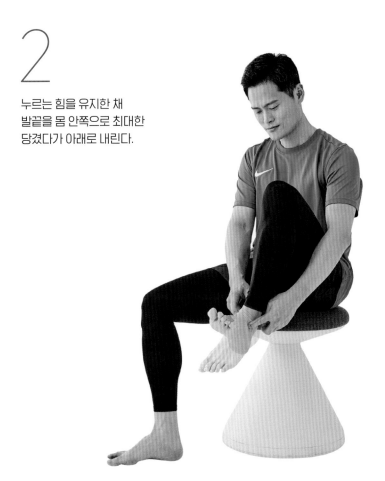

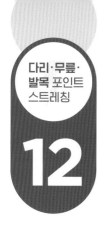

발목 교정 스트레칭

효과 늘어난 채 덜그럭거리는 발목 인대의 위치를 바로잡고, 손상이 누적된 발목의 피로를
풀어 회복을 돕는다.

1

벽을 보고 서서, 양손으로
벽을 짚는다. 15cm
이상 높이의 물체를
오른쪽 발끝으로 밟고
발뒤꿈치는 바닥에 댄다.

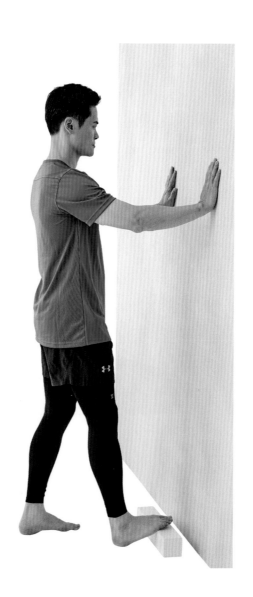

발목관절을 지지하며
감싼 발목의 인대와
힘줄, 연골 등 주변 조직

2

오른쪽 종아리를 쭉
늘이면서 팔꿈치를 굽혀
체중을 앞으로 싣고 5초간
자세를 유지한다.

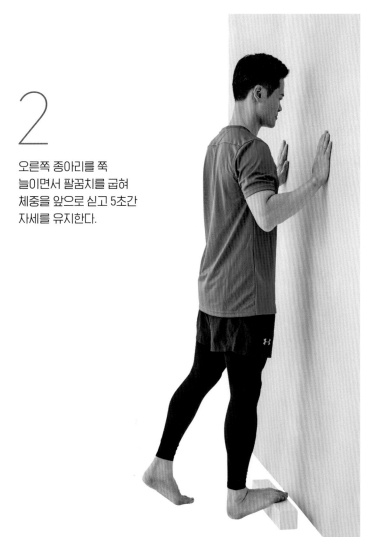

벽에 발 대고 밀며 힘주기

효과 힘없이 처지고 약해진 엉덩이의 중둔근을 강화해 하체의 안정성을 높이고, 발목을 접지르는 일을 예방한다.

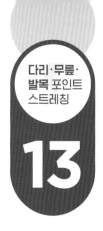

벽 옆에 왼발을 가까이 대고 선다.

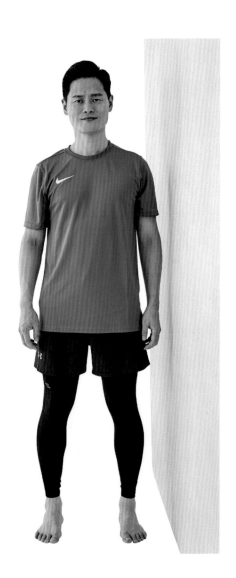

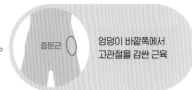

중둔근 엉덩이 바깥쪽에서
고관절을 감싼 근육

2

왼쪽 발목을 벽에 붙인
다음 벽을 밀듯 엉덩이에
힘을 준 채로 5초간 자세를
유지한다.

POINT

눕거나 의자에 앉아서 동작을
시행해도 좋다.

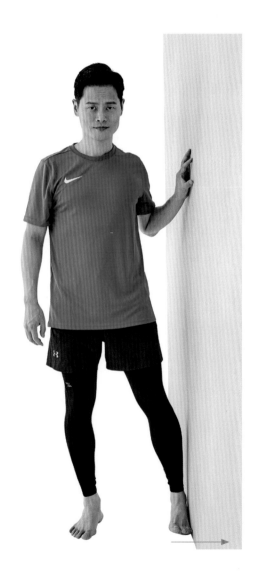

Key
Point

포인트 혈자리는 근골격계에서 발생하는 통증을 해결하는
것에만 국한되지 않는다. 경락은 온몸을 흐르고 있고,
경락 위에 놓인 포인트 혈자리들은 몸 외부뿐 아니라
내부의 장기들에도 연결되어 있다. 온몸의 장기 즉,
여러 기관은 경락에 의해 얼기설기 엮여 유기적으로 연결된다.
이번 파트에서는 생리통과 생리전 증후군, 소화 장애, 고혈압,
비염, 뻑뻑한 눈, 얼굴 처짐 등 뚜렷한 해결책은 없지만
일상을 불편하게 만드는 다양한 증상들의 원인과
이를 개선하는 포인트 혈자리를 소개한다.

Part 3

생활 속 불편 증상을 없애는 포인트 혈자리

생리통이 심하고
생리전 증후군으로 고생해요

생리와 관련되어 가장 많이 호소하는 것이 통증, 즉 생리통이다. 80% 이상의 여성이 허리와 골반, 아랫배에 '콕콕 찌르는 듯한', '욱신욱신 쑤시는 듯한', '쥐어짜는 듯한', '결리고 땡기는 듯한', '묵직하고 뻐근한' 통증을 호소한다. 그 외에도 두통이나 등·허벅지의 통증, 부종이 함께 나타나는 다리의 통증, 몸살 기운이 동반된 기력 저하 등 다양한 부위에 통증을 느낀다. 심하면 '아래가 빠질 것 같다'라고 표현하는 증상이나 생리통으로 인한 쇼크 때문에 일상생활을 제대로 지속하지 못하는 경우도 있다.

생리 전 찾아오는 불쾌하고 불편한 증상들도 많다. 바로 생리전 증후군이라고 묶어서 지칭하는 증상들인데 생리를 시작하기 7~10일 전 발생하고, 생리를 시작하면 하루 이내로 사라지는 경향을 보인다. 소화불량이나 설사, 변비, 유방 팽만감, 부종, 체중 증가, 나른함, 피로감, 불안감, 예민함, 집중력 저하, 우울감, 식욕 증가 등 사람에 따라 신체적·정서적으로 다양한 증상들이 생긴다. 어느 정도의 생리전 증후군은 75% 정도의 여성이 겪는 증상이다. 하지만 일상생활이 힘들 정도면 치료를 받아야 한다.

──────── 생리통과 생리전 증후군은 건강 이상의 징조

생리통이 심하고, 생리전 증후군이 심할수록 건강이 나쁘다는 신호다. 생리통이나 생리전 증후군 증상을 줄이기 위해서 호르몬제인 피임약을 쓰거나 당장 나타나는 통증만 줄이는 데 급급하면 근본적인 치료가 이루어지지 않는다. 일시적인 통증 차단 외에 궁극적으로 통증을 유발하는 요인을 제거해야 한다.

그러려면 평소에 자궁과 골반의 순환이 잘 이루어지도록 식이, 식습관, 운동, 수면, 스트레스 관리를 해야 한다. 특히 골반 운동과 자궁·난소 기능을 높이는 포인트 혈자리를 자극하는 것이 효과가 좋다. 앞서 소개한 '허리·골반 포인트 스트레칭'과 함께 하면 좋은 자궁 주변의 혈액순환을 돕는 다리와 손의 포인트 혈자리들을 소개할 테니 주의 깊게 살펴보자.

삼음교는 발목 근처에 있는 혈자리다. '세 가지(삼)의 안쪽 경락(음)이 교차하는(교) 곳'이라는 뜻을 지닌 자궁의 호르몬 장애를 조절하는 여성질환의 명혈자리다. 하체의 혈액 흐름에 관여하는 혈해는 자궁과 주변부의 혈액순환에 영향을 미친다. 무릎 바로 아래의 음릉천은 자궁 주변과 골반의 근육들을 순환시키는 데 중요한 역할을 한다. 엄지손가락과 약손가락, 손바닥 아래에 있는 포인트 혈자리도 각각 생리통과 생리전 증후군을 즉시 완화하니 꼭 기억하자. 매일 이 혈자리들을 눌러서 자궁과 골반으로 가는 순환을 원활하게 만들어주면 좋다.

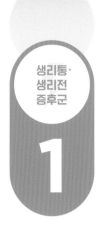

생리통·
생리전
증후군

1

삼음교 누르고 발목 까딱거리기

효과 자궁 주변의 혈액순환을 원활하게 만들어 생리통이나 생리 불순, 무월경, 골반의
울혈 등 생리에 관련된 증상을 개선한다.

1

의자에 앉아 허리를
세운다. 오른쪽 발목을
왼쪽 무릎에 올리고,
양쪽 엄지손가락으로
삼음교를 누른다.

CLOSE UP

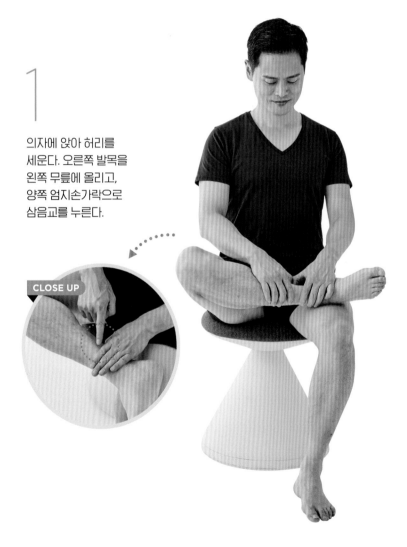

삼음교 ○ 복사뼈에서 종아리
안쪽 방향으로 손가락
넷 너비만큼 올라온
지점

2

누르는 힘을 유지한 채
발끝을 몸 안팎으로
꺾는다.

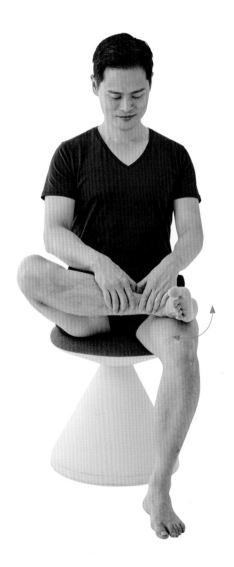

혈해 누르고 다리 들기

효과 '피의 바다'라는 이름에 걸맞게 혈액을 원활하게 흐르도록 도와 생리 ⏱ 30회
통을 완화하고, 생리전 증후군으로 인해 나타나는 증상을 감소시킨다.

혈해 ○ ○

허벅지 안쪽에 힘을
주었을 때 제일 볼록
솟아오르는 지점

1

의자에 앉아 허리를
세운다. 오른쪽 다리를
들고, 양손으로 무릎
위를 감싸듯 쥔다. 양쪽
엄지손가락으로 혈해를
누르고, 무릎을 살짝 굽혀
다리를 든다.

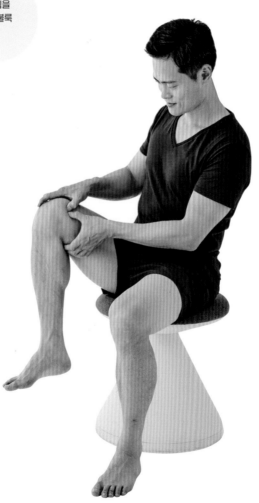

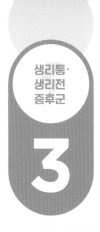

생리통·
생리전
증후군

3

부과 누르기

효과 생리통을 즉각 가라앉히는 효과가 있으며 생리 불순, 생리량 과다, 부정기 출혈, 배란혈 등 다양한 여성질환을 완화한다.

⏱ 30회

엄지손가락 두 번째
마디 안쪽의 오목한
지점

부과

1

왼손은 주먹을 쥐고
엄지손가락을 세운다.
오른쪽 엄지손가락과
검지손가락 끝으로 부과를
잡고 5초간 누른다.

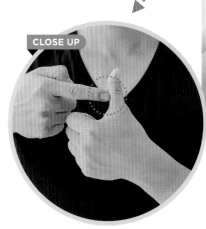

CLOSE UP

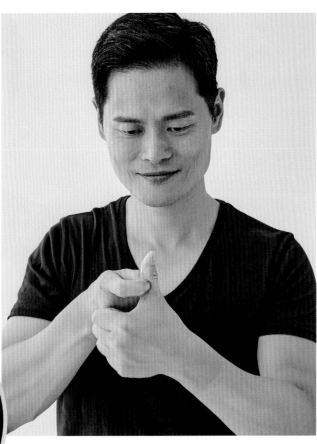

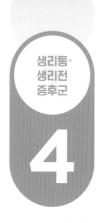

생리통·
생리전
증후군

4

환소 누르기

효과 극심한 생리통과 생리전 증후군을 진정시키는 효과가 있다.

⏱ 30회

환소

약손가락 두 번째 마디
바깥쪽 전체

1

왼손을 들고, 엄지손가락으로
새끼손가락을 누른다. 오른쪽
엄지손가락과 검지손가락
끝으로 환소를 잡고 5초간
누른다.

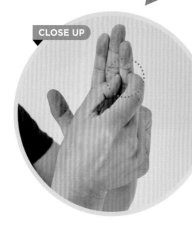

CLOSE UP

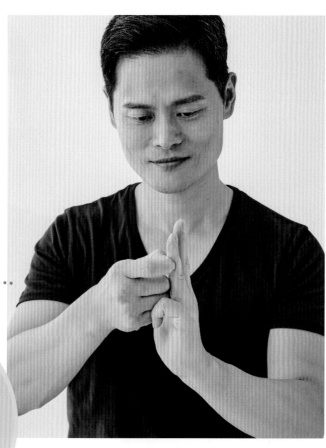

250

대릉 누르기

효과 차가운 몸을 따뜻하게 데워주며, 생식기 주변부의 혈액순환을
원활하게 만들어 아랫배의 통증을 완화한다.

⏱ 30회

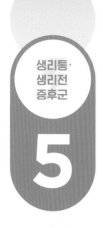

대릉

손바닥과 손목 사이의
가로로 생기는 주름
한가운데에 솟은 지점

1

왼손을 들고, 오른쪽
엄지손가락으로 대릉을
5초간 누른다.

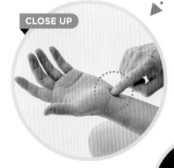

CLOSE UP

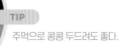

TIP

주먹으로 콩콩 두드려도 좋다.

증상

얹혀서 속이 꽉 막힌 것 같아요

체 또는 체증이라고 부르는 증상은 누구나 경험해보았을 것이다. '체했다', '얹혔다', '배에 가스가 찬 것 같다', '속이 울렁거린다', '메슥거린다', '배가 뭉친 것처럼 아프다' 등으로 표현한다. 과식으로 생기는 경우가 가장 많고, 신경이 예민한 상태나 스트레스 상황에서 식사를 하다 생기는 경우도 상당히 흔하다. 혹은 식사 후에 추위에 떨거나 꼭꼭 씹지 않고 삼키는 등의 식사 환경에 의해서도 생기는 증상이다.

체했을 때 바늘로 손가락 끝을 따서 피를 내본 기억이 있을 것이다. 이렇게 손끝을 찌르는 이유는 경락을 소통시키기 위해서다. 체한 증상이 있더라도 실제로 음식물이 위에 정체되어 있는 상태는 아니다. 음식물은 위산에 의해 1~2시간이면 아래로 내려간다. 우리가 느끼는 건 음식물 자체가 아니라 음식으로 인해 위장에 남은 느낌이다. 위장의 기운이 막힌 상태니 막힌 길을 뚫어주면 체증이 탁 풀어진다. 마치 화장실 변기가 꽉 막혔을 때 뚫어뻥으로 이물질을 밀어내듯이 말이다.

━━━━━ 소화기의 연동 운동을 촉진하는 포인트를 눌러라

경락 중에서 가장 힘이 강한 곳이 손끝, 발끝이다. 이유 없이 졸도하는 등의 여러 응급상황에서 사람을 깨우는 데 가장 우선적으로 손쓸 수 있는 곳이다. 손끝과 발끝은 흐름이 막힌 경락을 뚫어준다. 체했을 때 손끝을 따는 건 그 때문이다. 경락이나 포인트 혈자리에 대한 상식이 없다면 손끝을 따서 피를 내겠지만 이제 간단하게 다른 곳들을 자극해보자.

합곡은 기운을 뚫어주는 명혈자리다. 온몸의 기운에 관한 모든 증상에 쓸 수 있다. 합곡을 누르면 위장-소장-대장 즉, 모든 소화기의 연동 운동이 촉진된다. 내관은 위장에 특히 잘 작용한다. 손목 안쪽의 힘줄을 따라서 팔꿈치 쪽으로 3~4cm에 위치한 이곳을 꾹 누르면 체했을 때뿐 아니라 임신으로 인한 입덧이나 차멀미, 뱃멀미도 줄어든다. 이 포인트 혈자리를 자극하는 입덧밴드가 개발되어 전 세계적으로 임신부들의 메스꺼운 증상을 완화해주고 있기도 하다.

다리 쪽에도 소화기의 운동을 활발하게 만드는 포인트 혈자리가 있다. 정강이 바깥쪽에 위치한 족삼리는 위장 경락에 속한 곳일 뿐더러 대장에도 작용한다. 족삼리를 자극하면 장의 움직임이 강해진다.

척추에서 나오는 신경들도 몸의 앞부분 내장 기관과 연결되어 있다. 특히 등의 날개뼈 안쪽에 위치한 비수는 간, 쓸개, 비장, 위와 밀접한 포인트 혈자리다. 그래서 체했을 때 등을 두드려주면 트림이 꺽 나오면서 소화가 원활해지는 것이다.

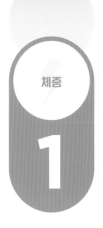

합곡 누르고 손가락 펴기

효과 소화기를 편하게 만들어 체증이나 더부룩함, 속이 답답한 증상을 없애고 전신의 기운을 북돋아준다.

1

왼손을 들고, 오른쪽
엄지손가락과
검지손가락으로 합곡을
잡고 꾹 누른다.

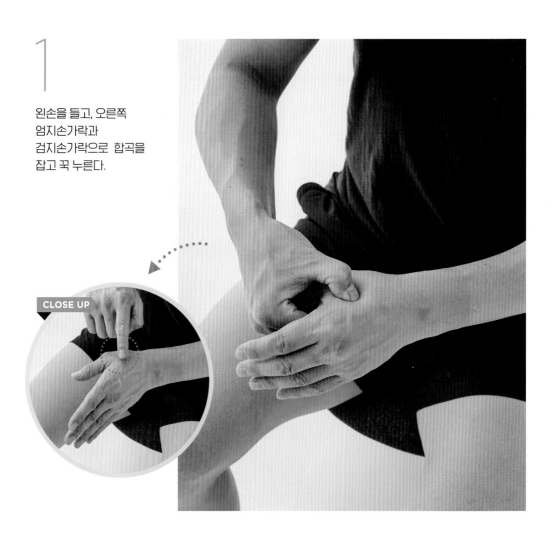

CLOSE UP

엄지손가락과
검지손가락 사이의
살에서 가장 두껍게
솟은 지점

합곡

2

누르는 힘을 유지한 채
손가락을 편다.

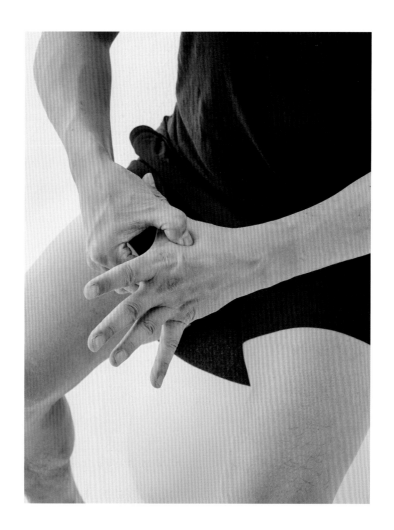

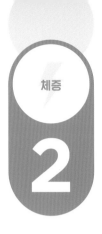

체중

2

내관 누르고 손바닥 펼치기

효과 위의 소화 기능을 회복시킨다. 떨어진 입맛을 돌게 만드는 효과가 뛰어나고 입덧이나 메스꺼움을 완화한다.

1

왼손은 주먹을 쥐고
앞으로 굽혀 든다. 오른쪽
엄지손가락으로 내관을
꾹 누른다.

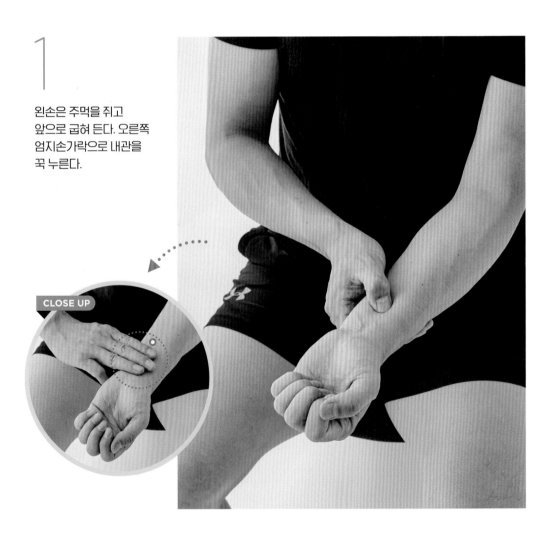

CLOSE UP

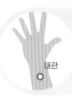

⏱ 20회

손목의 주름 가운데에서
팔꿈치 방향으로
3~4cm만큼 내려온 지점

내관

2

누르는 힘을 유지한 채
손바닥을 펼친다.

POINT

힘줄과 근육, 신경이 복잡하게
얽혀서 예민한 부위이니 너무
강하게 누르지 않는다.

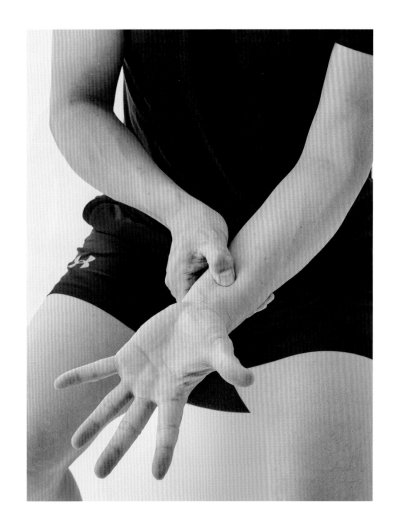

족삼리 두드리기

효과 장의 연동 운동을 촉진해 복부 팽만감이나 더부룩함, 지나친 포만감을 해소한다.
급체에 효과적이며 체중과 함께 나타나는 변비나 설사를 없애는 데도 좋다.

1

의자에 앉아 허리를
세운다.

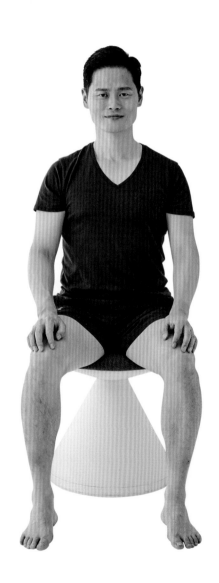

⏱ 30회

족삼리

무릎 바깥쪽의 오목한
위치에서 손가락 넷
너비만큼 내려온 지점

2

주먹을 쥐고 족삼리를
콩콩 두드린다.

POINT

족삼리 위치를 정확하게
찾기 어려우면 정강이
바깥쪽의 튀어나온 근육
전체를 자극해도 좋다.

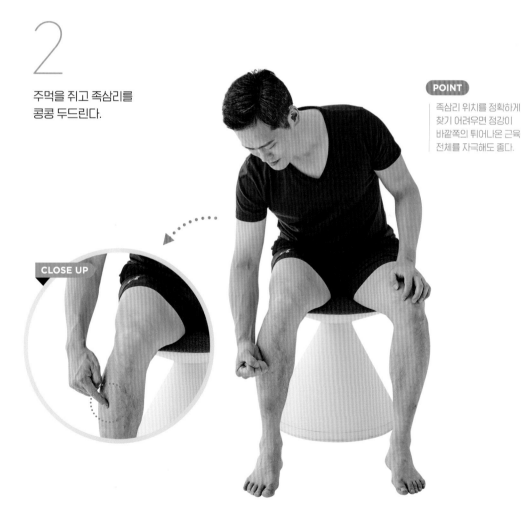

CLOSE UP

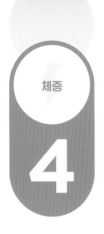

체증

4

벽에 비수 부딪히기

효과 위와 장의 체증을 풀어 속을 편안하게 만들어준다. 소화를 돕고 위염이나 위경련, 딸꾹질을 완화하는 데도 효과적이다.

1

벽을 등지고 한 걸음
떨어져서 선다.

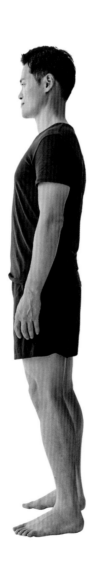

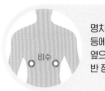

명치와 반대편인
등에서 척추 양쪽
옆으로 손가락 한 마디
반 정도 떨어짐 지점

비수

2

몸에 힘을 빼고 무릎을 살짝
굽혀서 등 가운데를 벽에
부딪힌다. 등이 부딪힐 때
텅텅 울리는 느낌을 받도록
동작한다.

POINT

비수는 11번 흉추 양옆으로
가장 높이 튀어나온 부분에
위치하는데, 정확한 위치를
찾기 어려울 때는 주변을
광범위하게 자극해도 괜찮다.

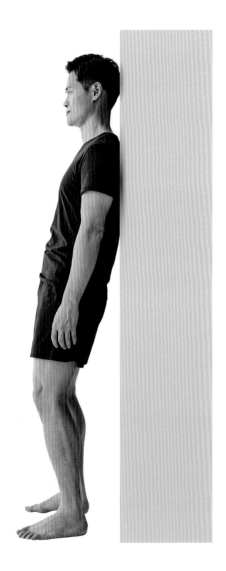

만성적인
소화불량이에요

소화불량이 오랜 기간 지속되어 만성이 되면 '원래 이러려니' 하고 사는 사람들이 있다. 그런데 만성 소화불량을 방치하면 신경성 염증질환까지 온다. 염증이 퍼져 역류성 식도염이나 만성 위염이 되거나 때로 위의 점막이 장의 점막처럼 변하는 장상피화생과 같은 질환으로 발전하기도 한다. 항상 속이 안 좋으니 몸을 움직이는 것이 귀찮고, 가스가 자주 차서 속이 부글거리거나 콕콕 쑤신다. 수시로 찾아오는 복통이나 울렁거림, 신물이 올라오는 증상도 나타난다.

곧게 뻗은 길은 청소하기가 쉬운데 각이 생기는 구석은 이물질이 쌓이기 쉽다. 우리 몸도 마찬가지다. 장은 원통형의 관처럼 생겼는데, 유독 굽어서 심하게 꺾이는 곳들이 있다. 이 부분들에는 염증이 생기기 쉽고, 가스가 차기도 쉬우며, 복통도 자주 유발된다. 만성 소화불량으로 고생하는 상당수의 사람들이 장내 염증 때문에 힘들어한다. 소화기에서 염증이 자주 발생하는 부위들을 살펴보자.

염증을 다스려야 만성 소화불량에서 탈출한다

첫 번째는 중완이다. 배꼽과 명치를 잇는 선의 중간점이고, 위장과 십이지장이 연결되는 곳이다. 위에서 십이지장으로 넘어가는 연결 부분은 ㄷ자 형태로 굽어 있다. 그래서 이 부위에는 급성 체증도 잘 발생하고, 그것이 누적되어 만성 소화불량으로 발전하는 대표적인 부위이기도 하다. 만성 소화불량일 때 중완은 마치 밥공기를 엎어놓은 듯 볼록 솟아서, 손으로 누르면 저항감이 느껴진다.

두 번째는 천추다. 배꼽에서 양쪽으로 3~4cm 떨어진 곳에 있는데, 특히 오른쪽 천추는 소장에서 대장으로 넘어가는 지점에 위치한다. 오른쪽 천추에서 조금 더 대각선 아래쪽에는 맹장과 충수가 있는데, 소장과 대장의 연결점이다. 소장에서 대장으로 넘어가면서 장이 꺾여서 염증이 생기기 쉽다.

세 번째는 오추다. 배꼽에서 왼쪽 골반뼈를 잇는 선의 바깥쪽 2/3 지점에 위치한다. 대장에서 직장으로 넘어가기 전에 장이 꼬이는 부분으로, 변비가 생기면 실제로 딱딱한 변이 만져지는 부위다. 변이 차 있는 곳이라 원래 염증이 발생하기 쉬운데다가 변이 정체되거나 염증으로 인한 설사가 생기는 등 장의 변화에 민감하게 반응하는 곳이다.

위의 3개 부위는 음식물이 정체되기 쉽고, 염증이 발생해 가스가 잘 차고, 장이 꼬여 있어서 주변 조직들이 잘 굳는 곳들이다. 이 부위들을 눌러서 풀어주면 장의 상태가 한결 나아진다. 만성 소화불량 증상이 나아지고, 가스가 빠지며, 속이 가벼워진다. 몸을 앞으로 숙이면서 손가락이 마디 끝까지 다 들어갈 정도로 깊숙하게 누르며, 숨을 들이마셨다가 내뱉으면서 손끝에 느껴지는 가스나 굳은 곳을 살살 풀어주자. 3개 부위를 찬찬히 풀다 보면 정말 속이 개운해질 것이다.

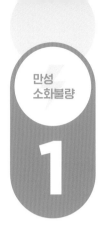

중완 누르며 허리 숙이기

효과 위와 소장이 연결되는 부위에 발생하는 염증을 줄여 소화를 돕고 위와 소장의 더부
룩함을 줄여준다.

1

의자에 앉아
허리를 세운다.
양쪽 검지손가락과
가운뎃손가락,
약손가락으로 중완을
누른다.

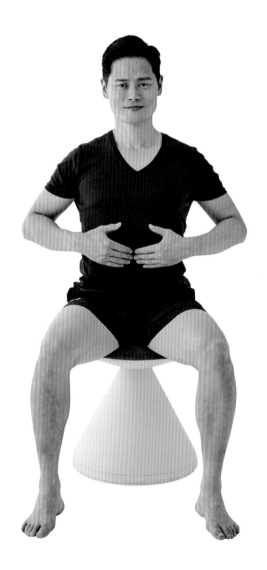

264

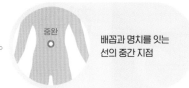

중완

배꼽과 명치를 잇는
선의 중간 지점

2

숨을 크게 들이마시고,
내쉬면서 힘을 주며 손끝을
깊이 넣어 5초 이상 자세를
유지한다.

POINT

갑자기 세게 누르면
소화 개선 효과는
없고 통증만 발생하니,
천천히 깊게 누른다.

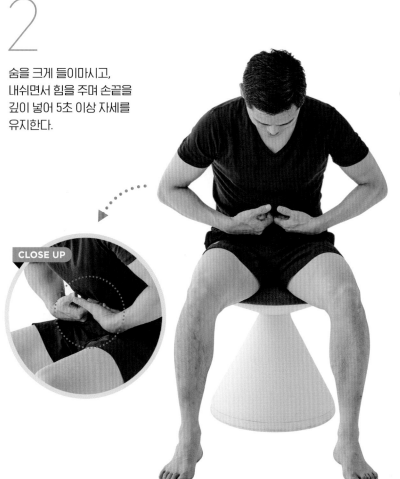

CLOSE UP

265

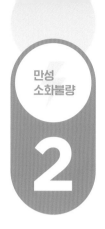

만성
소화불량

2

천추 누르며 허리 숙이기

효과 소장과 대장을 연결하는 부위의 염증을 없애고 소화 기능을 개선시켜 속을 가볍게
만들어준다.

1

의자에 앉아 허리를
세운다. 양쪽 검지손가락
가운뎃손가락,
약손가락으로 천추를
누른다.

POINT

배꼽 오른쪽에서 굳은
부위를 찾으면 된다.

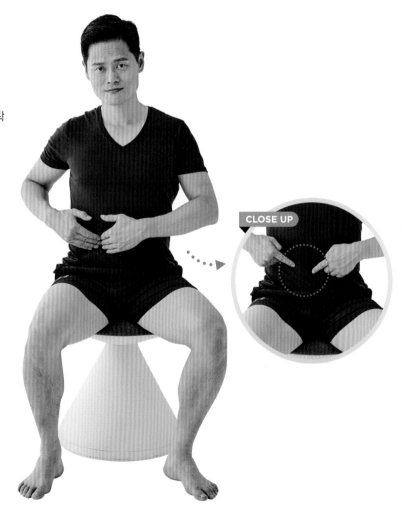

CLOSE UP

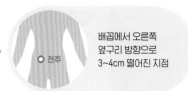

⏱ 3회

◎ 천추

배꼽에서 오른쪽
옆구리 방향으로
3~4cm 떨어진 지점

2

숨을 크게 들이마시고,
내쉬면서 힘을 주며 손끝을
깊이 넣어 5초 이상 자세를
유지한다.

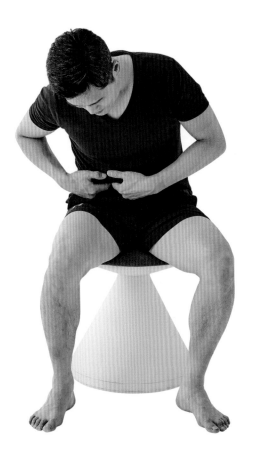

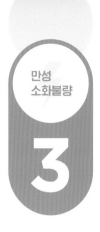

만성
소화불량

오추 누르며 허리 숙이기

효과 대장의 움직임을 활발히 촉진한다. 대장의 염증으로 인한 급성 설사나 변비, 변비로
인해 발생하는 통증도 줄여준다.

1

의자에 앉아 허리를
세운다. 양쪽 검지손가락과
가운뎃손가락,
약손가락으로 오추를
누른다.

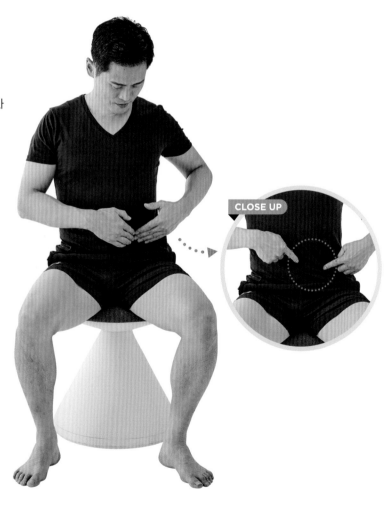

CLOSE UP

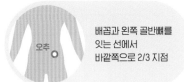

2

숨을 크게 들이마시고,
내쉬면서 힘을 주며 손끝을
깊이 넣어 5초 이상 자세를
유지한다.

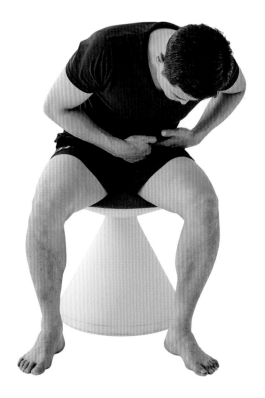

혈압이 높아서
걱정이에요

혈압은 혈관의 건강을 가늠하는 척도다. 심혈관계 질환을 예방하기 위해 혈압을 각별히 관리해야 한다. 혈압 측정기는 병원뿐 아니라 주민센터나 공공기관 등 여러 곳에 설치되어 있고, 개인용도 휴대와 사용이 간편해서 쉽게 측정할 수 있으니 평소에도 관심을 가져보자. 혈압은 수축기와 이완기의 수치를 확인한다. 수축기는 심장에서 내보내는 혈액의 세기, 이완기는 심장으로 돌아오는 혈액의 강도를 수치화한다. 수축기 120mmHg, 이완기 80mmHg보다 혈압이 높으면 관리를 하고 수축기 140mmHg, 이완기 90mmHg 이상이면 꼭 치료를 받아야 한다.

혈압, 낮출 수 있다

혈압이 높아지는 원인은 생활습관에 있다. 개인마다 원인이 다르지만 대부분 잘못된 식습관, 운동 부족, 수면 부족, 스트레스에 지속적으로 노출된 상황이 고혈압의 원인으로 꼽힌다. 자신에게 해당되는 원인을 찾아 하나씩 개선해보자. 혈압이 정상으로 되돌아오고, 혈액이 맑아지며, 혈관 탄력도도 좋아질 수 있다.

포인트 혈자리 자극도 혈관 내 압력을 낮추는 데 효과적이다. 예를 들어, 내관은 몸 속 장기의 압력을 조절하는 효능을 발휘한다. 한국한의학연구원에서 고혈압 환자들을 대상으로 내관을 주 1회씩 특정 강도 이상으로 14주 동안 자극하는 실험을 했더니 수축기 혈압이 15~20mmHg 정도 낮아진 결과가 나왔다.

등의 척추 양옆에는 장기와 연결된 포인트 혈자리들이 쭉 위치한다. 그중 5번 흉추 양옆의 심수는 심장의 기능을 보완해 혈압 관리에 도움을 준다. 병원에서 척추가 휘거나 정렬이 맞지 않는 환자들에게 추나요법을 실시하니 혈압이 정상으로 되돌아온 경우가 많다.

림프절은 정맥과 함께 전신을 순환하며 혈관 속 노폐물을 청소하고, 혈액순환을 원활히 만들어 심장의 기능을 보조한다. 큰 림프절은 겨드랑이, 서혜부, 목 안쪽에 있다. 림프절을 마사지하거나 살살 문지르면 콩콩 뛰는 느낌이 들면서 림프절이 활성화되고 혈압이 낮아진다. 림프절이 활성화되면 심장에서 뇌로 올라가는 혈류의 순환, 목에서 머리로 올라가는 혈액의 흐름도 원활하게 만들 수 있다.

고혈압은 생활습관들이 모여 혈관에 미친 결과라는 것을 한 번 더 강조하고 싶다. 식단 관리, 적절한 운동, 충분한 휴식, 스트레스 완화로 근본적인 원인을 해소하자. 그 과정에 포인트 혈자리들이 큰 도움이 될 것이다.

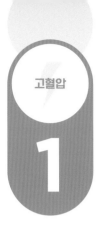

고혈압

1

손바닥으로 내관 누르기

효과 혈압 이상으로 인한 증상을 바로잡는다. 높은 혈압을
낮추며, 낮은 혈압으로 인한 나른함을 개선시킨다.

⏱ 오전·오후 10회씩

손목의 주름
가운데에서 팔꿈치
방향으로 3~4cm만큼
내려온 지점

내관

1

왼손은 주먹을 쥐고 앞으로
굽혀 든다. 오른쪽 손바닥
아래의 넓은 부분을 내관에
대고 눌러서 10초간 자세를
유지한다.

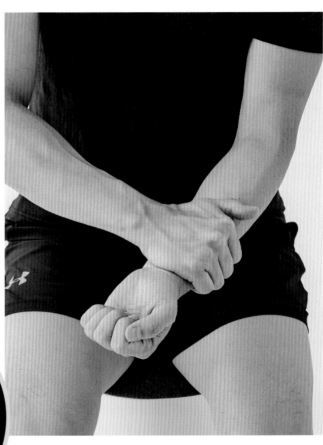

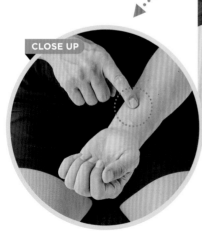

CLOSE UP

POINT

손목 안쪽은 연약한 부위이니 강도를 조절해
지그시 누른다.

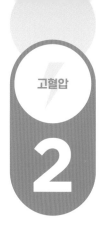

2

벽 모서리에 신수 부딪히기

효과 스트레스와 높은 혈압으로 무리하고 있는 심장을 보조해, 가슴이 두근거리는 증상이나 가슴과 명치 주변의 답답함을 해소한다.

⏱ 3분

심수

명치 바로 아랫부분과 반대편인 등에서 척추 양쪽 옆으로 손가락 한 마디 반 정도 떨어진 지점

1

벽 모서리에서 한 걸음 떨어진 위치에 선다. 몸에 힘을 빼고 무릎을 살짝 굽히면서 양손을 앞으로 모아, 날개뼈 안쪽을 모서리에 부딪힌다.

POINT

심수는 5번 흉추 양옆으로 가장 높이 튀어나온 부분에 위치하는데, 정확한 위치를 찾기 어려울 때는 주변을 광범위하게 자극해도 괜찮다.

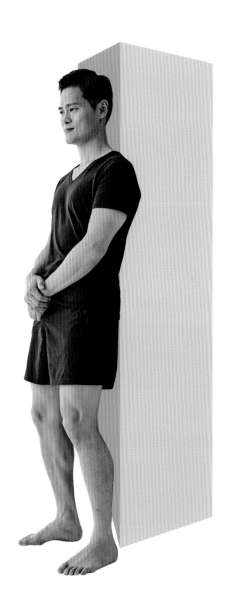

얼굴이
처지는 것 같아요

노화를 눈으로 확인하기 가장 쉬운 부위가 얼굴이다. 안색이 어두워지고, 주름이 생기며, 살에 힘이 없어지고, 얼굴 크기도 점점 커진다. 이 모든 변화는 얼굴의 혈액순환 장애, 영양 공급 부족, 기력 저하 등을 원인으로 한 노화 현상의 일종이다.

이때 포인트 혈자리를 자극하면 혈액순환을 촉진시켜 얼굴에 영양을 공급하고, 기운을 끌어올려 항노화 작용이 일어나게 만든다. 간편하게 손으로 포인트 혈자리를 두드리고 문지르는 것만으로도 매일 노화를 지연시킬 수 있다. 포인트 혈자리 자극은 해독 기능도 한다. 림프순환을 활성화시키고, 근육에 쌓인 피로와 노폐물, 독소를 줄인다. 게다가 포인트 혈자리를 누르면 탄력 없이 처져 있던 근육이 긴장되면서 깊은 근육층에 위치한 콜라겐의 재생을 촉진하는 효과까지 있다.

━━━━━ 얼굴을 볼륨감 있게 리프팅하는 포인트 혈자리

턱을 잡고 있는 측두근, 턱관절에서 힘을 가장 많이 받는 교근의 협거는 피로 물질이 많이 쌓이는 곳이어서 누르면 통증이 심하게 나타난다. 턱은 하는 일이 제법 많다. 먹고 마실 때마다 입을 여닫고, 음식을 씹을 때도 강하게 힘을 받는다. 말할 때, 소리를 내거나 노래를 부를 때, 하품을 할 때도 턱이 움직인다. 긴장되는 일이 있으면 이를 악물고, 운동할 때도 턱에 잔뜩 힘이 들어간다. 잘 때 이를 힘껏 다물거나 갈면 턱에 직접적인 충격이 전해지고 피로가 쌓인다.

측두근과 협거는 피로가 쌓이면서 근육이 굳어서 매우 예민하고, 혈관도 복잡하게 지나가는 곳이니 조심해서 풀어줘야 한다. 자칫 세게 자극하면 멍이 들거나 부어서 통증이 느껴질 수 있다.

얼굴의 혈액순환에 큰 영향을 미치는 뒷머리 바로 아래의 후두하근 라인도 풀어주면 좋다. 완골은 머리와 목이 연결되는 부위여서 항상 머리의 무게에 짓눌려 있고 긴장을 하면 가장 먼저 딱딱하게 굳는다. 완골 역시 누르면 통증이 제법 오는 곳이니 욕심을 내려놓고 적당한 강도로 자극하자.

이 포인트 혈자리들의 피로만 풀어도 얼굴이 리프팅되고, 살이 착 올라붙은 느낌이 들고, 독소와 부기가 빠져서 얼굴이 작아 보이는 효과를 얻는다. 혈액순환이 좋아지니 안색이 맑아지는 것은 당연하다. 한쪽 얼굴만 해보고 비교해봐도 좋다.

측두근 문지르기

효과　얼굴 근육의 피로를 풀고, 혈액순환을 개선해 안색이 밝아지는 효과를 낸다.

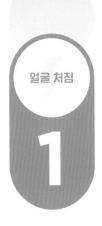

주먹을 쥐고 손가락
마디의 넓은 부분을
측두근에 댄다.

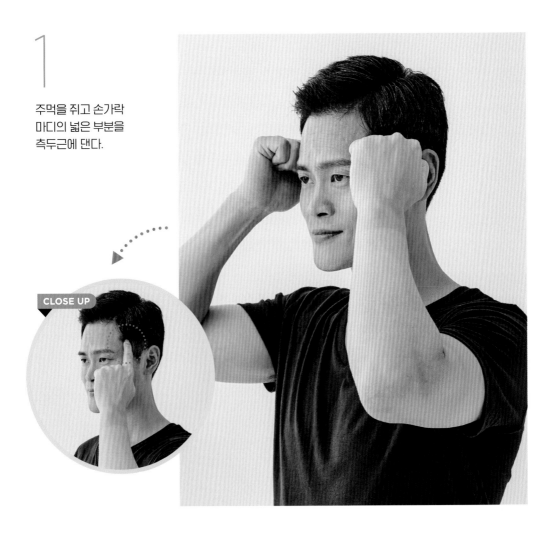

CLOSE UP

측두근

관자놀이의 뼈를
감싸고 있는 근육

2

앞뒤로 움직이며
문지른다.

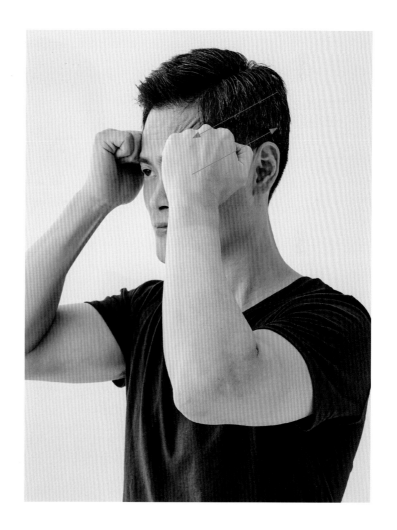

협거 누르고 입 벌렸다 닫기

효과 턱의 교근과 주변 근육들의 긴장을 풀어주고, 얼굴 아랫부분에 쌓이는 독소와 피로
물질을 배출해 리프팅 효과를 준다.

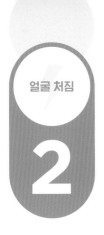

양쪽 검지손가락과
가운뎃손가락,
약손가락으로 협거를
꾹 누른다.

CLOSE UP

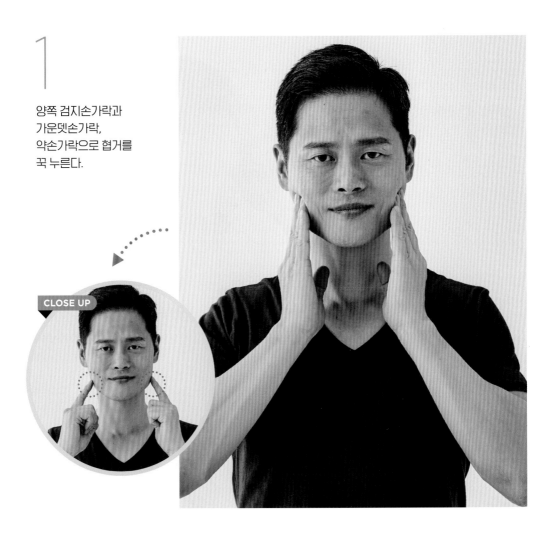

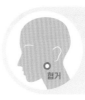

⏱ 30회

턱 옆면에서 어금니를
세게 물었을 때 근육이
솟아오르는 지점

협거

2

누르는 힘을 유지한 채
입을 벌리면서 손을
위로 밀고, 닫으면서
손을 내린다.

POINT

강도를 조절하며 협거를
둥글게 문질러도 좋다.

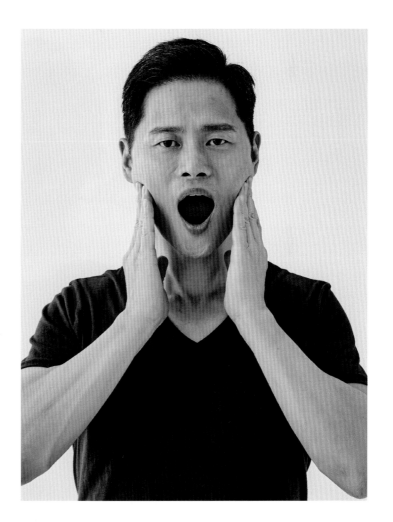

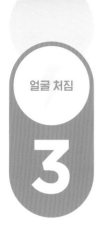

완골 누르고 고개 숙였다 젖히기

효과 목에서 얼굴로 올라가는 혈액의 흐름이 원활해지도록 만든다. 피부의 탄력과 생기를 되찾아준다.

1

양쪽 엄지손가락으로
완골을 꾹 누르고,
고개를 살짝 뒤로
젖힌다.

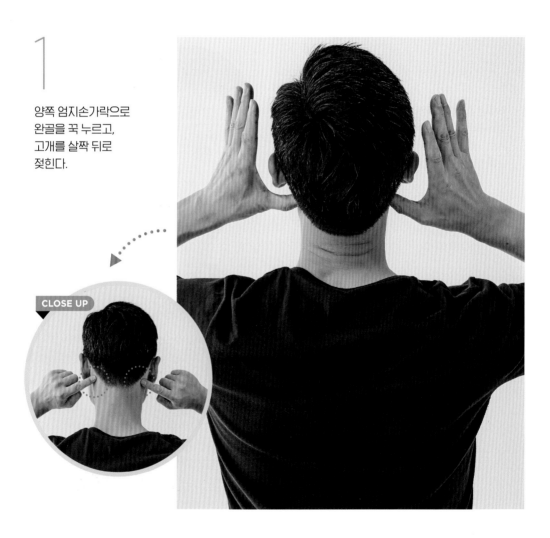

CLOSE UP

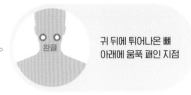
2

누르는 힘을 유지한 채
고개를 앞으로 숙였다가
원래 자세로 돌아온다.

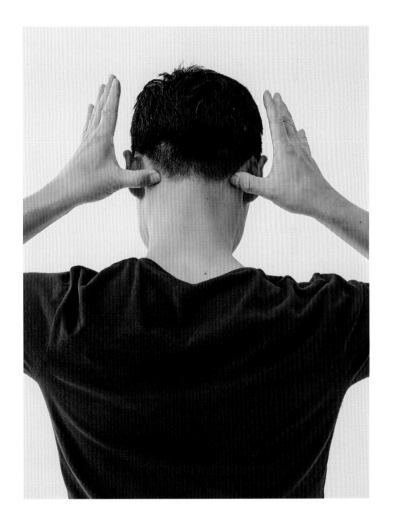

눈이
침침하고 뻑뻑해요

요즘은 눈이 혹사당하는 시대다. 하루 종일 봐야 할 것이 너무나 많다. 휴대폰, 컴퓨터, TV, 전광판…. 서류나 책은 읽다가 피곤해지면 잠시 내려놓고 쉬는데, 이런 전자기기의 화면은 너무 몰입하게 만들어 눈을 떼기가 쉽지 않다. 눈이 쉬는 시간조차 가지기 어렵다. 그렇기 때문인지 시력이 저하된 사람의 수가 급격히 늘어나고 있고, 안구건조증 등의 안질환으로 눈의 피로를 호소하는 사람들이 굉장히 많아졌다.

눈의 피로를 풀어야 눈이 트인다

눈도 근육으로 둘러 싸여 있다. 삽질을 수십 번 하면 팔 근육이 아프듯, 쉴 틈 없이 화면을 보면 눈 주변의 근육들이 경직되어 통증을 느낄 수밖에 없다. 화면을 뚫어지게 쳐다보느라 고정되어 있던 눈 근육을 스트레칭하듯 살살 움직여서 눈 운동을 하고, 경직되어 있던 근육을 풀어 눈에 쌓인 피로를 풀어야 침침하고 뻑뻑한 증상이나 안구건조증 등 안질환을 개선할 수 있다.

눈 주변의 포인트 혈자리를 누르면 눈으로 흐르는 혈액 공급을 촉진한다. 딱딱하게 굳은 관자놀이와 뒤통수를 자극해도 좋다. 관자놀이와 뒤통수에도 눈까지 혈액을 전달하는 스위치 역할을 하는 포인트 혈자리가 존재한다.

자고 있을 때를 빼놓고는 하루종일 일하는 눈에 쉴 시간을 주는 게 최선이다. 너무 한곳에 시선을 고정하지 말고 틈날 때마다 이리저리 굴리면서 운동을 하며, 눈 주변의 뼈를 따라 마사지를 해서 눈의 피로를 풀면 뻑뻑한 증상이 나아진다. 정명, 찬죽, 승읍, 사백과 같은 포인트 혈자리들을 틈틈이 누르면 침침했던 눈이 맑아질 것이다.

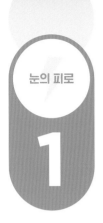

정명 누르고 문지르기

효과 시리거나 뻑뻑하고 건조한 증상을 완화해 눈이 맑아지는 효과를 낸다.

⏱ 30회

정명 눈 앞꼬리와 코뼈 사이의 쌀알처럼 튀어나온 지점

1

양쪽 검지손가락으로 정명을 누르고, 한 바퀴 돌리듯 문지른다.

POINT

안구를 자극하지 않도록 주의한다.

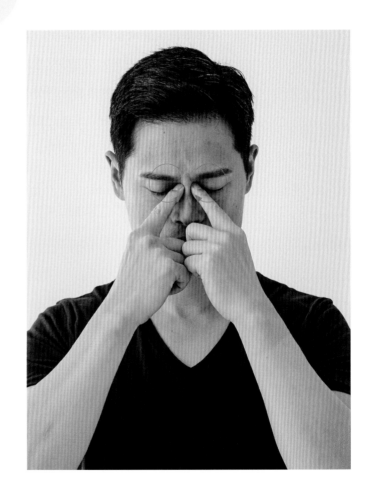

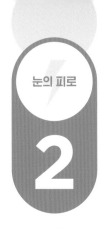

찬죽 누르고 문지르기

효과 눈 안쪽에 쌓인 피로를 풀어서 침침한 증상을 누그러뜨리고
눈물 분비를 촉진해 안구건조증을 완화한다.

 30회

찬죽

양쪽 눈썹 안쪽 끝에
움푹 패인 지점

1

양쪽 검지손가락으로
찬죽을 누르고, 한 바퀴
돌리듯 문지른다.

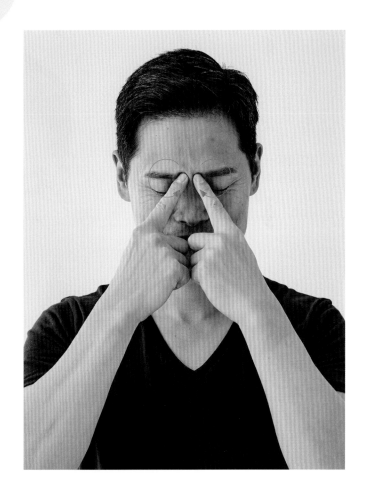

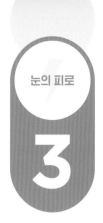

눈의 피로

3

동자료 누르고 문지르기

효과 눈의 피로를 풀고 충혈을 없애는 효과가 좋다. 또한 편두통이나 눈썹뼈 주위에 나타나는 통증을 감소시키기도 한다.

⏱ 30회

동자료 눈끝에서 1cm 정도 바깥쪽에 오목한 지점

1

양쪽 검지손가락으로 동자료를 누르고, 한 바퀴 돌리듯 문지른다.

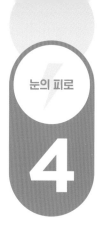

4

승읍 누르고 문지르기

효과 눈 아래 근육의 피로를 풀어 맑은 눈을 만들어준다. 눈물이 지나치게 많이 분비되는 증상이나 눈 떨림 증상에도 효과적이다. ⏱ **30회**

눈동자에서 수직으로
손가락 하나 너비만큼
내려온 지점

1

양쪽 검지손가락으로
승읍을 누르고, 한 바퀴
돌리듯 문지른다.

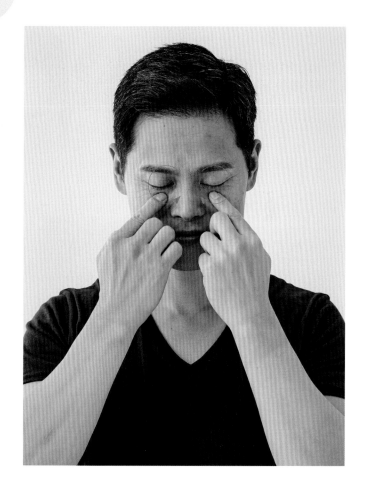

태양 누르고 입 벌렸다 닫기

5

효과 눈 주변 근육의 경직을 풀어준다. 또한 관자놀이에서 눈으로 향하는 혈액순환이
원활해지도록 도와 눈이 맑아진다.

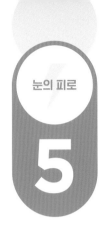

1

양쪽 엄지손가락으로
태양을 꾹 누른다.

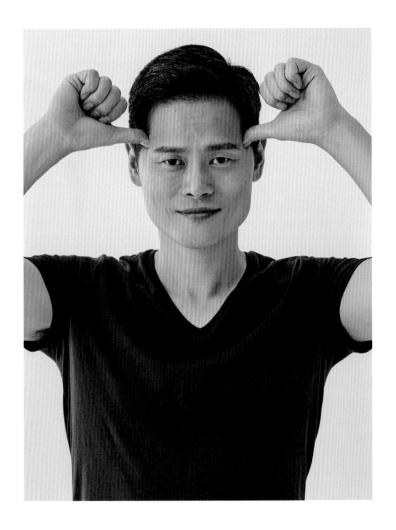

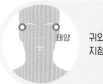

⏱ 30회

태양   귀와 눈 사이의 오목한
지점

2

누르는 힘을 유지한 채
입을 벌렸다 닫는다.

POINT

관자놀이는 예민한
부위이므로 너무 세게 누르지
않는다.

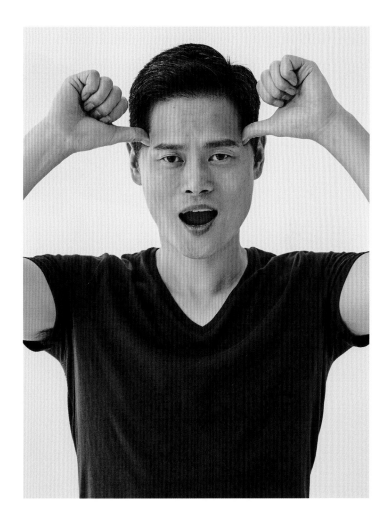

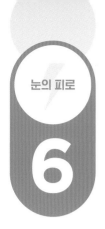

풍지 누르고 고개 젖히기

효과 뒤통수의 굳은 근육을 이완시켜 머리로 올라가는 혈액의 흐름을 촉진한다. 눈에도
충분히 혈액을 공급해 눈의 피로를 완화한다.

1

양쪽 엄지손가락으로
풍지를 꾹 누른다.

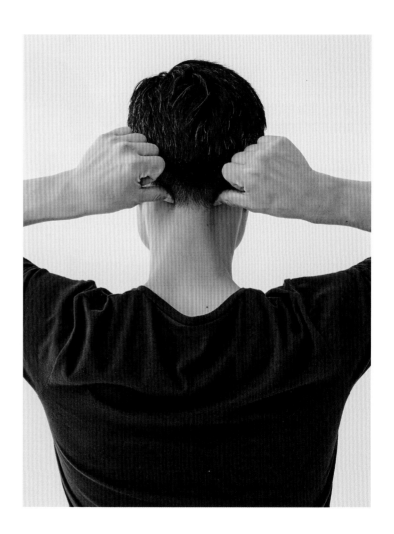

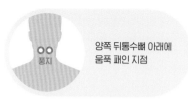

⏱ 30회

풍지

양쪽 뒤통수뼈 아래에
움푹 패인 지점

2

누르는 힘을 유지한 채
고개를 뒤로 젖힌다.

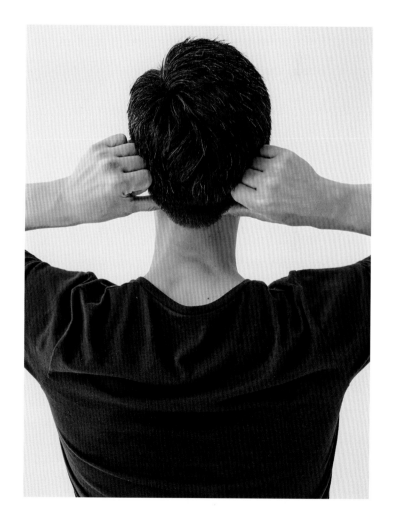

다크서클이
심해요

피로가 쌓이면 얼굴에 금방 드러난다. 그중 눈가는 피부가 얇고 예민해서 거무스름해지고 어두워 보이는 증상이 쉽게 나타난다. 다크서클은 피로의 상징이다. 피곤해 보이고 싶은 사람이 있을까? 누구나 다크서클은 없애고 싶을 것이다.

다크서클의 원인은 크게 세 가지다. 첫 번째, 눈두덩이가 푹 꺼진 뼈대의 구조 때문에 생긴 다크서클이 있다. 이 경우는 수술로 안면의 뼈를 조절해야 한다. 두 번째, 소화기와 간, 신장의 문제로 인한 경우다. 평소 앓던 질환이 있거나 소화기가 안 좋거나 간과 신장의 해독 능력이 떨어지면 생긴다. 이럴 때는 한약이나 약침 치료를 받아야 한다.

혈액순환을 촉진하면 다크서클이 옅어진다

세 번째 원인은 정체된 혈액 때문인데, 포인트 혈자리로 손쉽게 해결할 수 있다. 포인트 혈자리를 자극해 눈 주변의 혈액순환을 개선하면 된다. 근육에 피로가 쌓이고, 특히 피로가 뭉치는 핵심 부위를 풀어주면 눈으로 흐르는 혈액의 순환이 좋아져서 다크서클이 훨씬 나아진다.

우선 앞의 '얼굴이 처지는 것 같아요'에서 해결책으로 제안했던 독소를 빼고 혈액순환을 시켜주는 포인트 혈자리들을 눌러주면 얼굴의 피로가 풀리고 혈액순환이 개선된다. 여기에 더해, 다크서클을 옅어지게 만드는 혈액순환 개선 포인트 혈자리를 2개 더 추가한다. 하관과 사백이다.

하관은 광대뼈 라인 바로 아래에 오목하게 들어간 지점의 포인트 혈자리다. 이곳은 입을 다물고 있으면 쏙 들어가 있지만 입을 벌리면 불룩 튀어나온다. 얼굴 근육 대부분의 움직임을 관장하는 신경들이 지나는 자리로 여기를 자극하면 전체적으로 얼굴 근육의 피로를 풀어줄 수 있다.

사백은 눈 아래로 내려오다가 광대뼈 위에 쏙 들어간 부위에 자리한다. 인디언주름이라고도 부르는데, 웃을 때 보조개마냥 살짝 패이는 위치에 사백이 있다. 사백은 '사방을 명백하게 볼 수 있는 곳'이라는 의미를 지닌다. 그만큼 눈에 좋은 영향을 미치는 신경들이 분포해 있어 사백을 자극하면 눈가가 밝아진다.

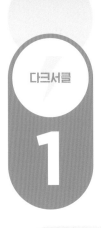

1

하관 누르고 입 벌렸다 닫기

효과 얼굴에 촘촘히 뻗어 있는 신경을 자극하고 혈액순환을 도와 피로 회
복, 피부 탄력 개선 효과를 낸다.

⏱ 30회

입을 벌렸을 때 귀와
광대뼈 사이에 볼록
올라온 지점

하관

1

양쪽 엄지손가락으로
하관을 가볍게 누른다.
누르는 힘을 유지한 채 입을
벌렸다 닫는다.

CLOSE UP

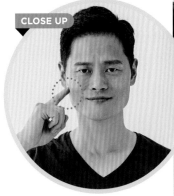

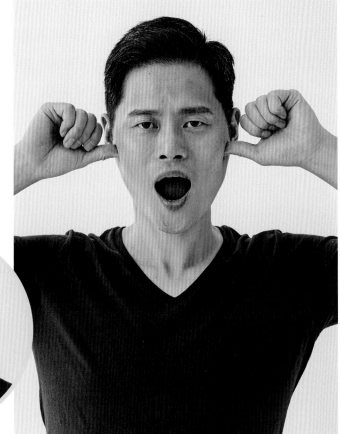

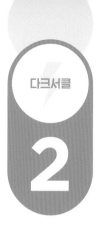

다크서클

2

사백 누르고 문지르기

효과 눈가의 혈액이 잘 순환되도록 돕는다. 침침한 시야를 또렷하게 만들어 🕐 30회
서 눈 건강을 증진시킨다.

눈동자를 따라 3cm
정도 내려와서 광대뼈가
만져지는 지점

1

양쪽 검지손가락으로
사백을 누르고, 한 바퀴
돌리듯 문지른다.

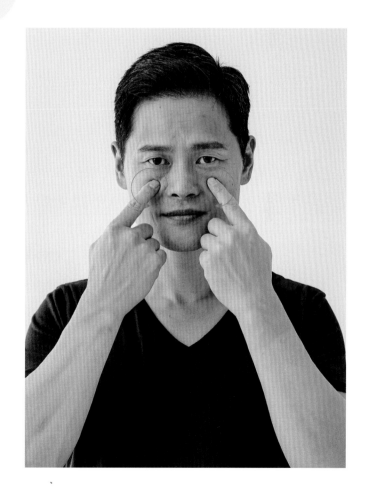

비염이 있어서
코가 막혀요

비염으로 고생하는 사람이 많다. 콧물, 코막힘도 괴로운데 때로 재채기와 가려움까지 동반한다. 코 속의 염증을 비염으로 부르지만 염증이 생긴 원인은 코에만 있는 것이 아니다. 코 점막은 몸속의 모든 점막들에 연결되어 있고, 면역력에 영향을 크게 받는다. 즉, 면역력에 문제가 생겨서 점막이 마르고 염증이 생긴 증상이 코에 집중된 상태가 비염이다. 그러니 비염을 제대로 치료하려면 면역력이 좋아져야 한다는 점을 미리 강조하고 싶다.

코막힘을 뻥 뚫자

위와 같은 이유로, 알레르기성 비염을 치료하려면 아주 복잡한 치료 계획을 세워야 한다. 하지만 비염의 여러 증상 중 코막힘 증상은 포인트 혈자리 자극으로 빨리 완화시킬 수 있는 편이다. 콧물이 꽉 차지 않았는데도 코가 막히면 경락 순환이 안 되어서 코와 통하는 폐 기운이 약해진 데서 원인을 찾아야 한다. 그럴 때는 포인트 혈자리를 자극해 폐의 활동을 왕성하게 만들면 코가 서서히 뻥 뚫린다.

여러 포인트 혈자리 중 영향은 콧방울 바로 옆, 팔자주름과 만나는 지점에 있어 코에 직접 자극을 전한다. 또한 콧대를 따라 올라갔을 때 코뼈 바로 옆에 있는 상영향을 따뜻하게 해주면 비염 증상 완화에 상당히 도움이 된다. 옛 사람들처럼 손가락으로 코뼈를 비벼 마찰열을 내는 방법도 좋다.

상성을 자극해도 코가 시원하게 뚫린다. 이마 중앙에서 정수리 방향으로 1~2cm 올라간 곳에 상성이 있다. 여기를 꾹 누르면 양쪽 눈썹 사이부터 콧마루까지 찡한 느낌이 전달되면서 코가 뚫린다.

굽힌 팔꿈치의 바깥쪽 주름이 끝나는 위치의 곡지는 대장 경락 중 코에 영향을 미치는 포인트 혈자리다. 대장 경락과 폐는 밀접한 연관이 있다. 역시 대장 기능에 영향을 주면서 면역력에 작용해 코막힘을 뚫어주는 기가 막힌 포인트 혈자리, 족삼리도 살펴보자. 족삼리를 강하게 자극하면 코가 서서히 뚫려서 편히 숨을 쉴 수 있다.

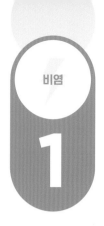

영향 누르기

효과 숨 쉬기가 한결 편안해진다. 코와 목 안쪽에서 발생하는 재채기 증상을 없애는 데도 좋다.

⏱ 10회

영향

콧방울 양쪽 바로 옆 움푹 들어간 지점

1

양쪽 검지손가락으로
영향을 5초간 누른다.

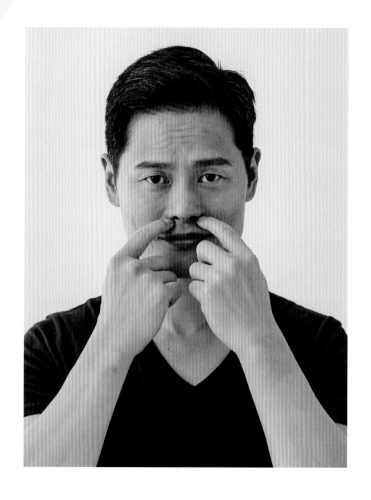

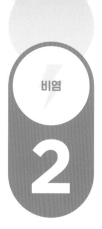

2

상영향 문지르기

효과 상영향을 문지르면 코가 뻥 뚫리는 느낌이 나면서 답답함이 사라진다. ⏱ 10회

상영향 코뼈가 시작되는 위치 바로 아래의 양쪽 지점

1

양쪽 검지손가락을 콧대에 대고, 상영향을 10초간 위아래로 문지른다.

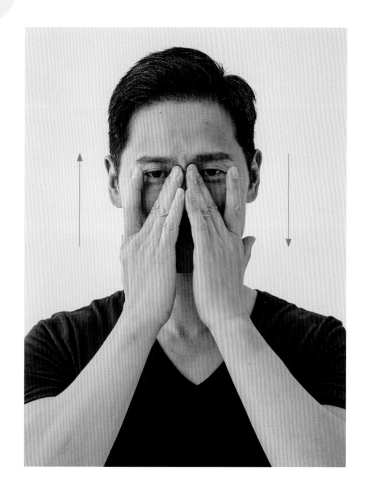

상성 누르기

효과　콧물을 줄어들게 만드는 효과가 뛰어나다. 코막힘이 사라지고 숨 쉴 때 시원한 느낌이 들도록 한다.

⏱ 10회

상성

머리카락이 나기 시작하는 라인 한가운데서 정수리 방향으로 1~2cm 올라간 지점

1

양쪽 가운뎃손가락으로 상성을 5초간 누른다.

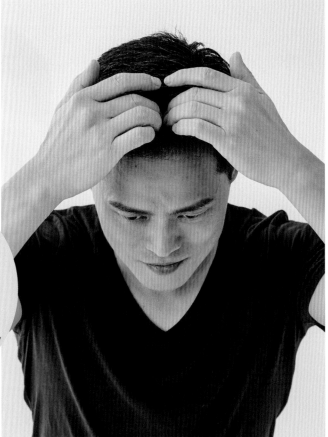

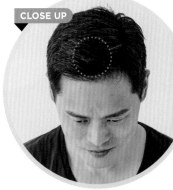

CLOSE UP

POINT

어린아이들은 채 여물지 않은 부위이니, 살살 누른다.

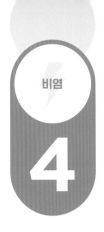

4

곡지 누르기

효과   폐가 튼튼해지도록 도와 비염으로 인한 콧물, 코막힘, 재채기 증상을 개선시킨다.

⏱ 30회

곡지   팔꿈치를 굽혔을 때 바깥쪽 주름이 끝나는 지점

1

왼쪽 팔꿈치를 굽혀 들고, 오른쪽 엄지손가락으로 곡지를 5초간 누른다.

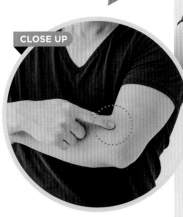

CLOSE UP

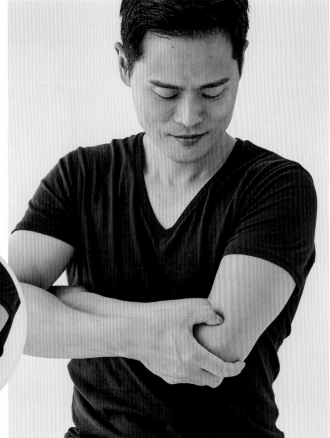

301

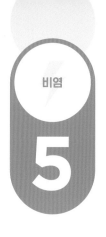

족삼리 누르고 발끝 당기기

비염

5

효과 장 기능을 촉진시켜 면역력을 높이며 비염, 축농증 등으로 인한 코막힘을 빠르게 해소한다.

1

의자에 앉아 허리를 세운다.
양손으로 오른쪽 무릎
아래를 감싸듯 쥐고, 양쪽
엄지손가락으로 족삼리를
꾹 누른다.

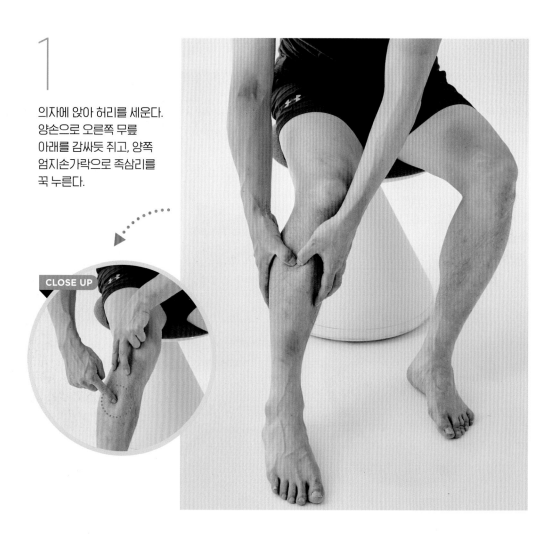

CLOSE UP

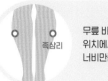

족삼리

무릎 바깥쪽의 오목한
위치에서 손가락 넷
너비만큼 내려온 지점

2

누르는 힘을 유지한 채
발끝을 몸 안쪽으로
최대한 당겼다가
내린다.

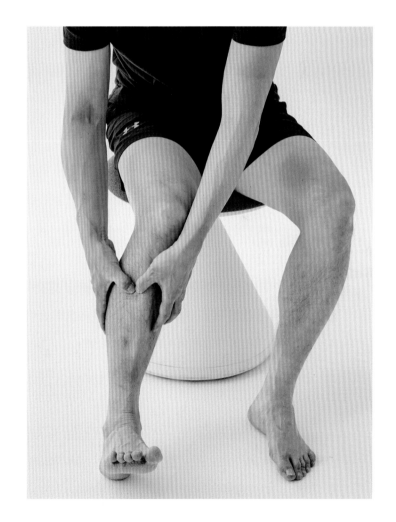

목에 가래가
자꾸 생겨요

목에 가래가 끼면 큼큼거리게 된다. 가래는 폐와 같은 기관지에서 외부 물질로부터 점막을 보호하기 위해 만들어낸 점액질의 분비물인데 무의식적으로 삼켜서 평소에는 잘 느끼지 못한다. 하지만 감기처럼 외부에서 세균 등이 침입하면 염증을 치료하기 위해 분비물이 많아지거나 점도가 진해져서 목이 불편하다고 느낀다. 또 콧물이 목으로 흘러들어 오거나 컨디션이 안 좋아 면역력이 떨어져도 가래가 생긴다.

가래가 줄어드는 4개의 포인트 혈자리 조합

한의학에서 활용하는 포인트 혈자리는 저마다 다른 효능이 있지만 수학 공식처럼 조합하면 굉장히 큰 힘을 발휘한다. 가래가 생겼을 때 포인트 혈자리의 조합을 알아두면 유용하다. 이 조합은 폐와 기관지의 염증을 줄여주는 일종의 공식이자 레시피다.

폐 경락에 직접 자극을 전달하는 손목 안쪽의 태연, 비장 기능을 활성화하는 엄지발가락 아래의 태백, 전신의 염증을 줄여주는 손바닥의 소부와 엄지손가락 아래의 어제. 이 4개의 포인트 혈자리를 골고루 자극하면 어느새 가래가 줄어드는 것을 느낄 수 있다. 한의원에서는 침을 시술하고 몇 분 지나면 환자가 "어? 가래가 사라지는 게 느껴져요!"라는 말을 할 정도로 효과가 즉각적으로 나타난다.

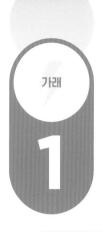

태백 누르기

효과 면역 활동을 높여 염증을 해소하는 효과가 뛰어나다. 가래뿐 아니라 천식이나 기침을 완화하기도 한다.

🕐 30회

태백

엄지발가락 옆면의 둥글게 튀어나온 뼈 아래의 움푹 패인 지점

1

의자에 앉아 오른쪽 발목을 왼쪽 무릎에 올린다. 양쪽 엄지손가락으로 태백을 5초간 누른다.

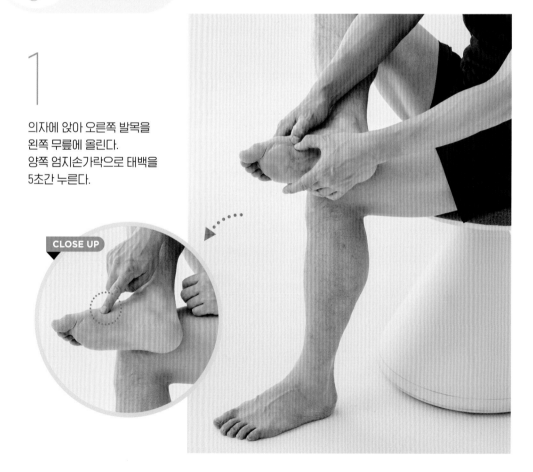

CLOSE UP

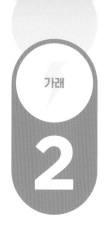

가래

2

태연 누르기

효과 약해진 폐 기능을 보호해, 가래를 없애주는 것은 물론이고 목이 쉬 30회
는 증상을 낫게 하며 기침을 멎게 한다.

태연 ○

엄지손가락 아래의
튀어나온 곳과
손목이 만나는 움푹
패인 지점

1

손바닥이 하늘을 향하도록
왼팔을 들고 주먹을 쥔다.
오른쪽 엄지손가락으로
태연을 5초간 누른다.

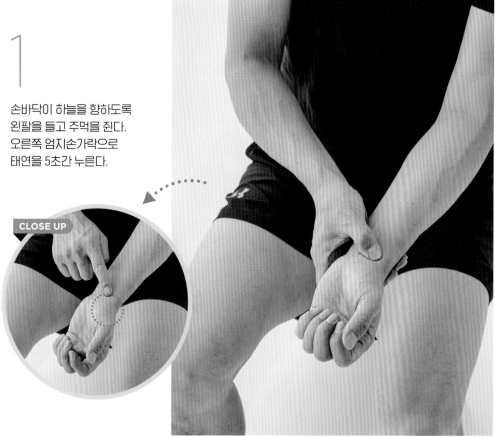

CLOSE UP

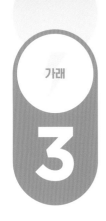

가래

3

소부 누르기

효과 염증성 가래나 구역질, 구토감을 완화하는 효과가 뛰어나다.

⏱ 30회

주먹을 쥐었을 때
약손가락과 새끼손가락이
만나는 지점

소부

1

손바닥이 하늘을
향하도록 왼팔을 든다.
오른쪽 엄지손가락으로
소부를 5초간 누른다.

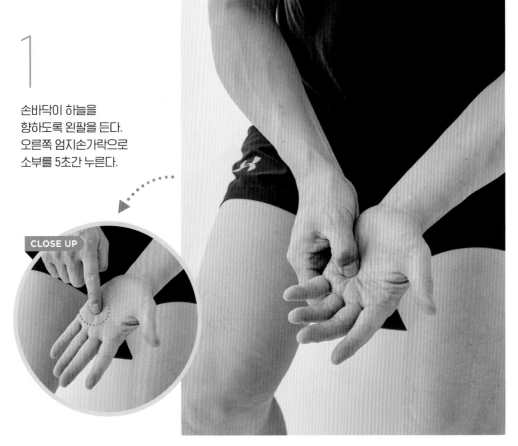

CLOSE UP

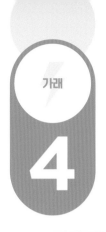

가래

4

어제 누르기

효과 열을 내리고 폐와 기관지를 튼튼하게 만든다. 끓는 듯한 가래,
진득한 콧물을 없애는 효과가 탁월하다.

⏱ 30회

어제 ○

엄지손가락 뿌리
옆면의 끝 지점

1

손바닥이 하늘을 향하도록
왼팔을 든다. 오른쪽
엄지손가락으로 어제를
5초간 누른다.

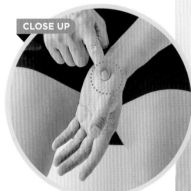

CLOSE UP

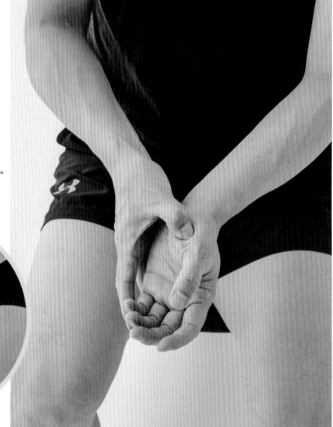

스트레스가
심해요

몸에서 나타나는 온갖 통증과 불편한 증상은 스트레스와 밀접한 연관이 있다. 스트레스는 만병의 근원이다. 스트레스를 받는 정도에도 차이가 있고, 스트레스에 반응하고 처리하는 것에도 역시 개인차가 크다. 어떤 사람은 스트레스를 받은 듯 보였는데도 쉽게 훌훌 털어낸 듯 생활하고 큰 무리 없이 지낸다. 반면 어떤 사람은 주변 사람들이 "별일 아니잖아"라고 말하는 일에도 한참을 끙끙대며 힘들어한다. 당사자가 힘들다는데 별일 아닌 게 무엇인지 의문이다. 하물며 스트레스로 마음뿐 아니라 몸 여기저기가 아프고 생활이 불편해지는데 말이다.

몸의 통증으로 발전하는 스트레스

한의원에는 오래된 스트레스가 누적되어 신체화 증상으로 발전된 '화병' 환자들이 많이 찾아온다. "결혼을 하는 순간부터… 사기를 당했는데… 친구가… 이제는 자식들이…" 하며 눈물을 한 바가지씩 쏟아내고 가슴을 두드리는 환자들이 부지기수다.

오래 묵은 스트레스뿐 아니라 그때그때 발생하는 스트레스에 민감하게 반응하는 사람들도 있다. 어느 날 갑자기 숨을 제대로 못 쉬는 증상이나 소화불량, 수면 장애 등이 찾아왔다고 호소하는데 역시 스트레스에 신체가 반응하는 일반적인 증상들이다.

스트레스가 쌓이면 경락의 순환을 막아 몸이 반응한다. 다른 용어로는 자율신경계 조절에 장애가 생긴 '자율신경 실조증'이라고도 부른다. 다행히도 증상에 맞는 포인트 혈자리를 건드리면 이상하게 마음이 편해지는 현상이 발생한다. 평생 물 공포증을 느끼며 살았는데 포인트 혈자리를 손끝으로 탁탁 두드려주었더니 물 공포증에서 벗어났더라는 예화도 있다.

사람마다 스트레스를 느끼고 받아들이며 극복하는 정도가 다르고, 몸에 나타나는 반응도 제각각이다. 모든 사례를 다루기는 어려우니, 보편적으로 거의 대부분의 사람들에게 도움이 되는 포인트 혈자리를 안내하겠다.

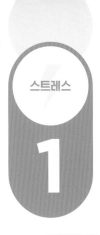
중저 두드리기

효과 스트레스를 비롯한 불안, 초조, 우울 등의 감정에 대항하는 힘이 커진다.

⏱ 30회

약손가락과 새끼손가락 사이에서 손등으로 손가락 하나 너비만큼 올라온 지점

1

왼손을 들고, 오른쪽 검지손가락과 가운뎃손가락, 약손가락으로 중저를 톡톡 두드린다.

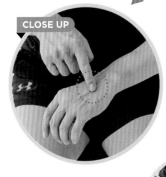

CLOSE UP

TIP
두드리는 대신 엄지손가락으로 지그시 눌러도 좋다.

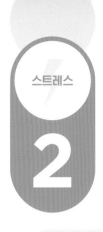

신문 두드리기

효과 스트레스를 완화하고 신경쇠약이나 가슴의 두근거림을 잠재운다. ⏱ 30회
　　　마음을 편안하게 진정시키는 효과도 있다.

새끼손가락에서
손바닥을 타고
내려오다가 손목 주름과
만나는 지점

신문 ○

1

손바닥이 하늘을 향하도록
왼팔을 든다. 오른쪽
검지손가락과 가운뎃손가락,
약손가락으로 신문을 톡톡
두드린다.

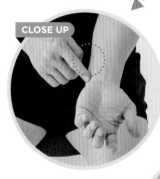

CLOSE UP

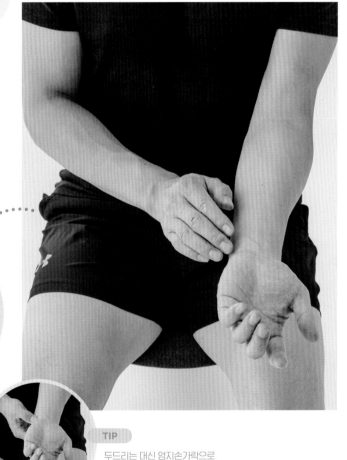

TIP

두드리는 대신 엄지손가락으로
지그시 눌러도 좋다.

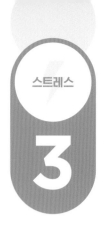

전중 두드리고 쓸어내리기

효과 가슴이 답답한 증상을 가라앉힌다. 특히 화병으로 인한 분노나 우울, 무기력감 등을
완화시키는 효과가 탁월하다.

1

의자에 앉아 허리를 세운다.
검지손가락과 가운뎃손가락,
약손가락으로 전중을 톡톡
두드린다.

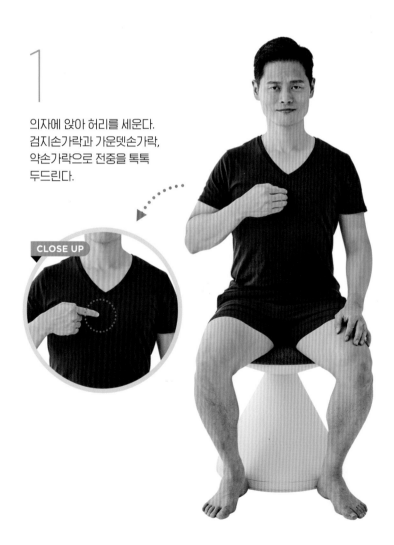

CLOSE UP

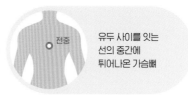

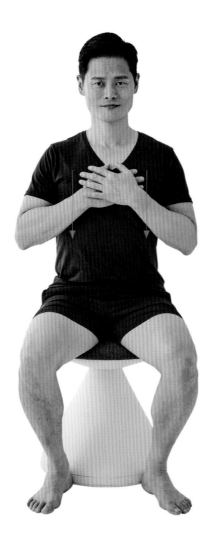

전중

유두 사이를 잇는
선의 중간에
튀어나온 가슴뼈

2

양손을 포개 손바닥을
전중에 대고, 위에서 아래로
쓸어내린다.

잠에 쉽게 못 들고,
얕은 잠을 자요

잠을 푹 자는 것은 모든 생명체에게 필수적인 활동이다. 그런데 지금의 현대인들 중에서 잠을 깊게 푹 자는 사람이 얼마나 될까? 무려 전체 인구의 30~48% 정도가 불면증을 경험한다.

뜬눈으로 밤을 새는 불면증이 아니더라도 수면 부족에 관한 호소는 다양하다. '잠이 빨리 안 와서 수십 분을 뒤척인다', '자다가 자꾸 깬다', '조그만 소리에도 깬다', '꿈을 많이 꾼다', '꿈이 선명해서 자고 일어나도 생생하다', '자고 일어나는데 잔 것 같지 않고 찌뿌둥하다' 등 잠을 제대로 못 자는 데에는 각양각색의 어려움이 있다.

부교감신경을 활성화시켜야 푹 잘 수 있다

수면 부족일 때는 자율신경계를 조절하는 치료법들이 효과적이다. 교감신경이 흥분되어 있으면 온몸이 긴장 상태여서 잠이 잘 안 오는 것이 당연한 이치다. 반면 부교감신경은 몸과 정신을 회복시키기 때문에 잠을 잘 오게 만든다.

교감신경과 부교감신경이 제 역할을 하도록 자율신경계를 조절하는 것은 포인트 혈자리가 잘 하는 분야 중에 하나다. 교감신경의 흥분을 가라앉히고, 부교감신경의 회복 능력을 높이는 포인트 혈자리를 찾아 자극하면 숙면에 도움이 된다. 수면의 질을 더 높여 깊은 잠을 유도한다.

먼저 완골부터 소개한다. 완골은 뒷머리에서 뇌혈류의 순환이 가장 활발하게 일어나는 후두하삼각에 위치해 있다. 뒷덜미를 살살 만져주면 몸이 나른해지는 것을 느낄 것이다. 부교감신경이 활성화되는 대표적인 위치가 완골이기 때문이다.

귀 주변도 부교감신경을 활성화시키는 경향이 있다. 부교감신경과 관련된 미주신경이 지나는 통로여서 그렇다. 귀를 만질 때도 나른하고 졸린 듯한 경험을 한다. 귀를 살살 만지면 미주신경이 자극되어 혈압이 낮아지고 심장 박동이 느려지면서 나른해지기 때문이다. 숙면하고 싶다면 귀 앞의 청궁을 살살 눌러주고, 귓바퀴까지 만져보자.

신문은 신경성 질환에 두루 쓸 수 있는 포인트 혈자리다. 정신적인 작용이 과하여 심장에 무리를 주는 현상을 다스린다. 생각이 많거나 스트레스로 인해 화가 나고 예민할 때 도움이 되는 곳이다.

발목 안쪽의 복숭아뼈 아래에 위치한 조해나 발바닥의 용천도 과도하게 흥분한 몸을 안정시켜준다. 발바닥 전체를 두드리고 부드럽게 마사지하는 방법은 발의 피로를 풀며 부교감신경을 활성화하는 데 아주 좋은 방법이다. 특히 발바닥 한가운데의 용천은 숙면에 중요한 포인트 혈자리다. 용천을 100회 이상 두드리면 확실히 더 쉽게 잠들 수 있다.

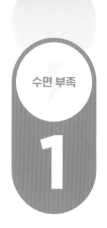
완골 누르고 문지르기

효과 머리 뒤쪽에 쌓인 피로를 풀어준다. 긴장 상태의 교감신경을 가라앉혀 수면을 유도한다.

1

양쪽 엄지손가락으로
완골을 꾹 누른다.

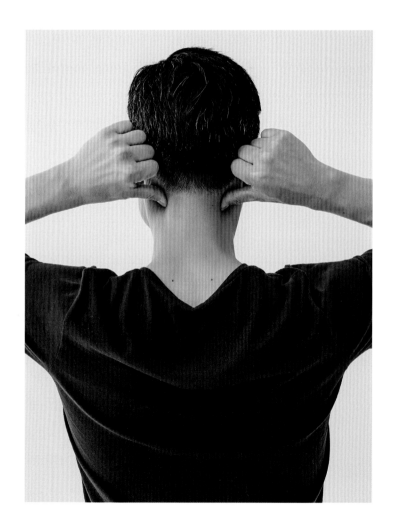

귀 뒤에 튀어나온 뼈
아래에 움푹 패인 지점

완골

2

누르는 힘을 유지한 채
엄지손가락을 한 바퀴
돌리듯 문지른다.

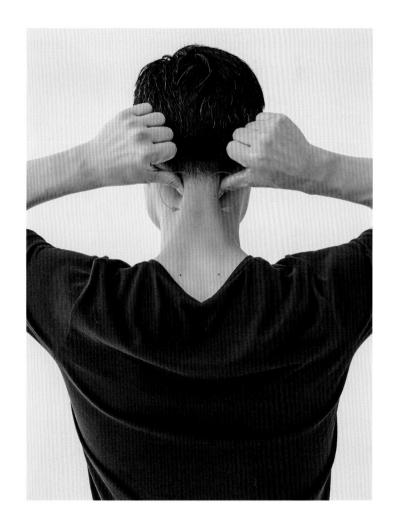

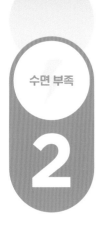

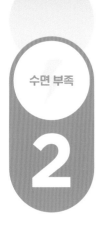

수면 부족

2

청궁 누르고 문지르기

효과 부교감신경을 활성화시켜 긴장과 스트레스를 해소하고 몸을 편안한 상태로 만든다.
신경성 두통을 완화하는 효과도 있다.

1

양쪽 검지손가락으로
청궁을 가볍게 누른다.

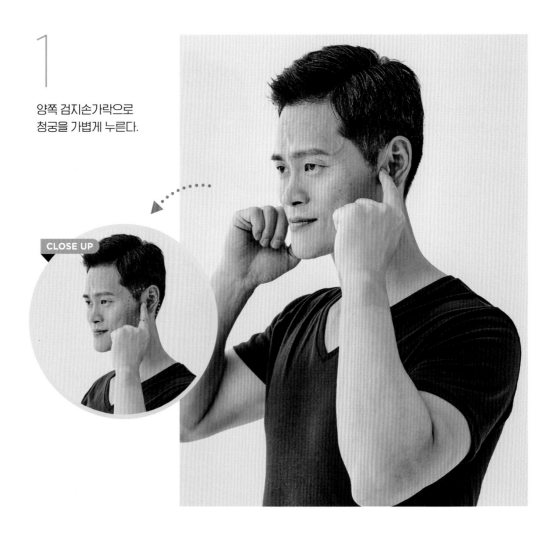

CLOSE UP

⏱ 30회

청궁

입을 벌렸을 때 귓구멍
바로 앞에 움푹 패인
지점

2

귓구멍과 귓바퀴, 귓불도
살살 문지른다.

POINT

얼굴의 여러 신경이 지나가는
지점이므로 부드럽게 자극한다.

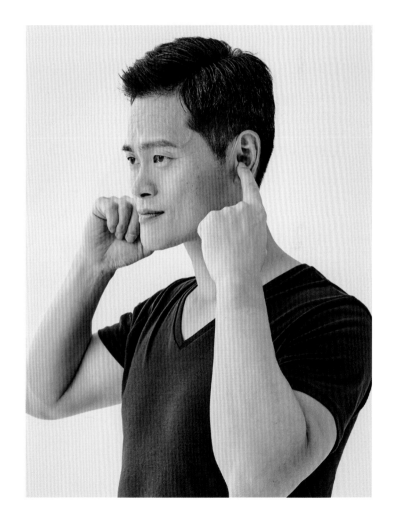

3

신문 누르고 손가락 펴기

효과 스트레스로 인한 불안, 초조, 우울을 누그러뜨린다. 마음을 안정시키고 몸의 피로 회복을 도와 편안하게 잠들 수 있게 한다.

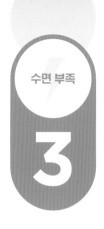

1

손바닥이 하늘을 향하도록 왼팔을 들고 주먹을 쥔다. 오른쪽 엄지손가락으로 신문을 꾹 누른다.

CLOSE UP

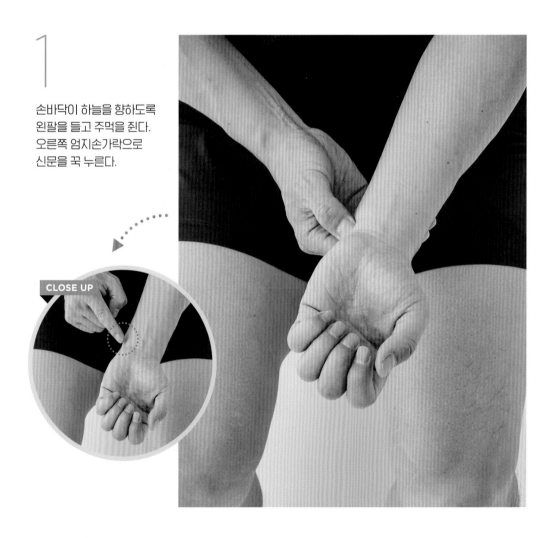

⏱ 30회

신문 ○

새끼손가락에서
손바닥을 타고
내려오다가 손목 주름과
만나는 지점

2

누르는 힘을 유지한 채
손가락을 편다.

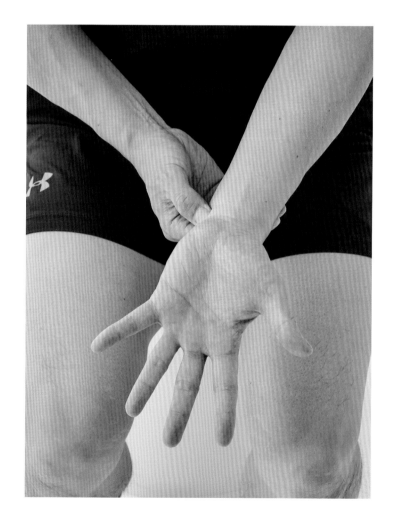

조해 누르고 발목 돌리기

효과 깨진 교감신경과 부교감신경의 균형을 맞춰준다. 특히 숙면할 수 있도록 부교감
신경의 활성을 촉진하는 효과가 크다.

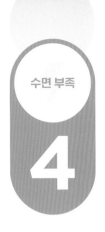

1

의자에 앉아 오른쪽
발목을 왼쪽 무릎에
올린다. 양쪽
엄지손가락으로 조해를
꾹 누른다.

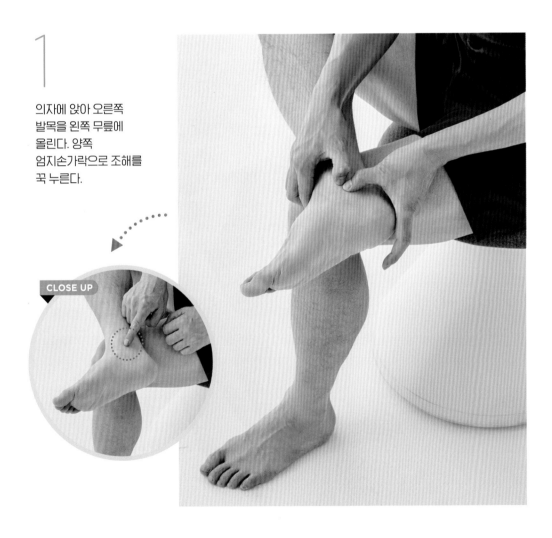

CLOSE UP

2

누르는 힘을 유지한 채
발끝을 둥글게 한 바퀴
돌린다.

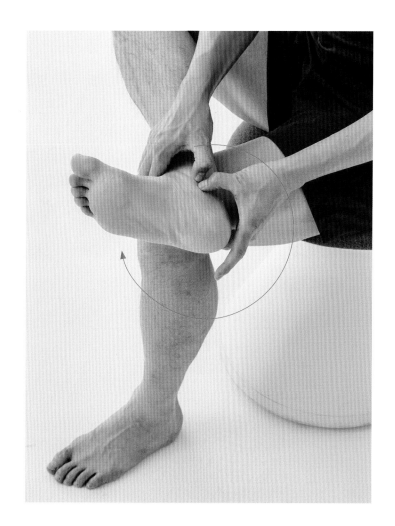

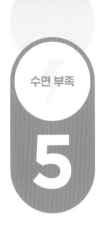

용천 누르고 두드리기

효과　스트레스를 비롯한 불안, 초조, 우울 등의 감정에 대항하는 힘이 커진다.
　　　　몸과 마음을 안정시키고 피로를 풀어, 푹 잘 수 있게 한다.

1

의자에 앉아 오른쪽
발목을 왼쪽 무릎에
올린다. 양쪽
엄지손가락으로 용천을
꾹 누른다.

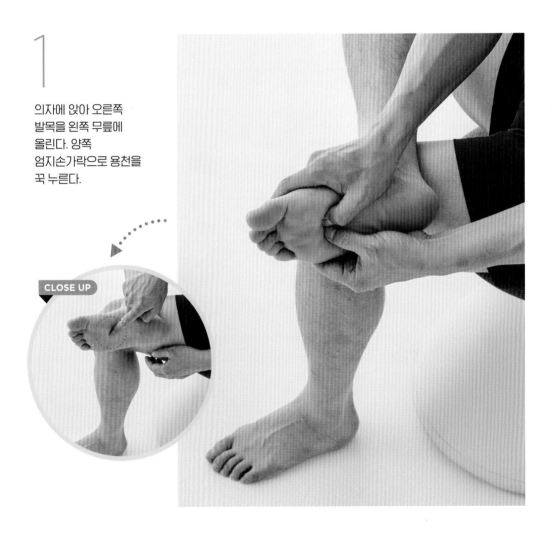

CLOSE UP

수면 부족

용천

발바닥 1/3 위쪽에
ㅅ자로 움푹 패인 지점

2

주먹을 쥐고 용천을 세게
두드린다.

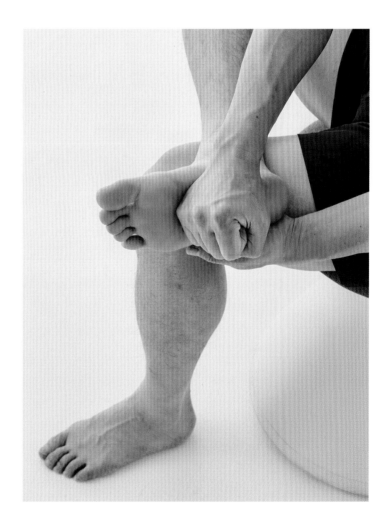

Key Point

통증을 유발하는 원인은 다양하다.
대표적으로 외상이나 직접적인 충격,
뼈와 근육의 불균형 등에 의한 것들이 있다.
이런 통증은 앞서 소개한 포인트 혈자리 스트레칭과
포인트 혈자리로 해소할 수 있지만 근본적으로 통증을
발생시키는 원인은 생활습관에도 많다.
몸 외부의 문제로 인한 통증이 아니라면 몸의
내부나 심리적 원인에 의한 통증인지 확인해보자.
생활습관이나 마음과 연결되어 있는 통증, 미리
원인을 찾아 예방해보길 바란다.

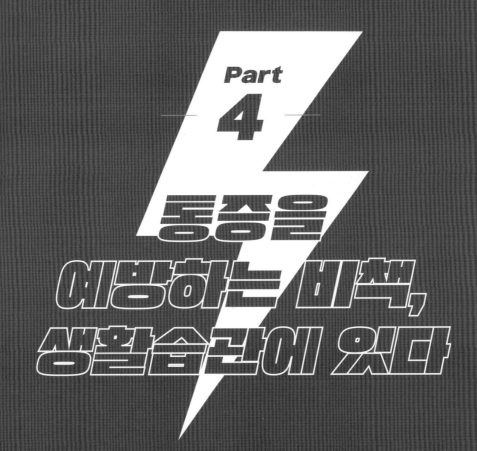

Part
4

통증을
예방하는 비책,
생활습관에 있다

눈에 보이지 않는 영역에서 발생하는 통증

통증이 나타나면 대부분 눈에 보이는 부분인 근육이나 뼈, 신경 등 근골격계를 고치려고 노력할 것이다. 아프면 당장 이 부분들에 먼저 조치를 취한다. 뭉친 근육을 풀기 위해 마사지도 해보고, 아픈 부위를 주물거리거나 두드려보고, 연고나 파스를 바르고, 차갑고 뜨겁게 찜질을 하기도 한다. 그렇게 갖은 수를 써도 통증이 해결되지 않으면 병원을 찾아가 침을 맞기도 하고 물리치료를 받기도 한다.

당연히 이런 방법들을 동원해 통증을 없애야겠지만 놓치지 말아야 할 사실이 있다. 몸을 두드리고 주무를 때는 잠깐 시원했다가 시간이 조금 지나면 다시 아파지는 상태를 반복하고 있지는 않은지 생각해봐야 한다. 너무 '아프다고 하는 결과'만 없애려고 드는 게 아닐까? 당장 느껴지는 통증을 일시적으로 제거하기보다 근본적인 통증의 원인을 없애서 오랫동안 아프지 않은 상태를 유지할 수는 없을까?

이런 질문들에 대한 해결책으로 앞서 포인트 혈자리 스트레칭을 제시했다. 통증을 해소하는 포인트 혈자리를 직접 누르고 움직여, 통증의 원인을 바로잡기 위해 고안한 방법이다. 몸이 아프거나 불편한 부분을 자연적으로 치유할 수 있는 능력을 길러주는 비책이기도 하다.

그리고 여기서 더 생각해야 할 부분이 있다. 눈으로 보거나 만지기 힘든 부분에서 발생하는 통증에 대해서도 생각해봐야 한다.

▨▨▨▨▨ 3개의 영역이 유기적으로 연결된 몸

우리 몸의 체계를 분류하는 기준은 각기 다양하지만 여기서는 크게 3개의 영역으로 나눠보겠다. 눈에 보이는 영역이 하나, 눈에 보이지 않는 영역이 둘 있다. 첫 번째 영역은 몸 바깥이다. 두 번째 영역은 몸 안, 마지막 세 번째 영역은 마음이다.

몸 바깥은 피부, 근육, 뼈, 신경 같은 구조를 담당하는 외부를 말한다. 몸 안은 심장, 소화기, 호흡기 같은 장기, 호르몬이나 신경 전달 물질들 등 여러 조직과 기관들이 있는 내부를 통틀어 말한다. 그리고 마음이나 정신으로 부르는 부분까지 더해 3개의 영역이 존재한다.

3개의 영역은 서로 영향을 주고받으며 연결되어 있다. '여기서부터 저기까지' 식으로 각각의 영역을 딱 잘라 구분할 수는 없다. 기계도 하나의 부품이 다른 여러 부품과 맞물려 돌아가는 것처럼 몸도 하나의 영역이 다른 영역에 영향을 주고받으며 함께 생명 활동을 지속한다.

구체적으로 3개의 영역이 연결되어 있다는 예를 들면 다음과 같다. 누구나 한 번쯤 느껴봤을 사례들이다. 스트레스를 받으면 소화가 안 되거나 체하는 증상이 대표적이다. 이는 마음이 몸 안의 장기에 영향을 미치기 때문에 나타나는 증상이다. 장이 안 좋으면 신경이 날카로워지고 예민해지는 증상은 몸 안이 마음에 영향을 미쳤기 때문에 나타난다. 등뼈가 틀어지면 소화가 안 되는 것도 몸 바깥의 척추가 몸 내부에 영향을 주었다는 사실을 짐작해볼 수 있다.

◁◁◁◁◁◁◁ 통증의 원인을 넓게 찾아봐야 한다

외상이나 직접적인 충격에 의해 통증이 생긴 것이 아닌 경우, 다시 말해 근육이나 뼈 같은 외부의 문제가 없는데도 통증에 지속적으로 시달려왔다면 몸의 내부와 마음 같은 의외의 곳에서 원인을 찾아봐야 한다. 특히 만성적인 통증은 거의 대부분이 몸 내부와 마음에서 시작된 원인들이 복합적으로 얽혀서 증상으로 나타나는 것이다.

아프다는 뜻은 몸에 관심을 가져달라는 호소이기도 하다. 앞서 설명한 3개 영역의 흐름이 원활하지 않고, 조화가 깨졌으니 바로잡아달라는 우리 몸의 표현이다. 통증이 있는 상태가 힘들다는 것은 잘 안다. 하지만 당장 눈앞의 통증만 줄이고 말 것이 아니라 통증이 생긴 원인을 찾아 없애는 노력도 함께 해야 한다. 눈앞의 불을 끄고 뒤돌았는데, 남아 있는 불씨가 다시 불을 낼 수도 있으니 말이다.

왜 통증이 몸에 나타난 것인지 이유를 곰곰이 생각해보고, 폭넓게 원인을 찾으려는 노력을 해보자. 아주 사소한 마음의 불편함이 전혀 뜻밖의 위치에 통증으로 나타나기도 한다. 몸의 내부와 외부, 마음을 연결 지어 살피고 복잡하게 꼬인 통증의 실타래를 풀어내길 바란다.

소화불량은
전신의 활력을 떨어뜨린다

소화가 잘 안 되면 온몸의 기능이 떨어진다. 당연한 일이다. 몸은 섭취한 음식물을 연료로 사용하여 움직인다. 그러니 소화가 잘 되지 않으면 몸이 제대로 작동할 수 없다. 흔히 소화라고 하면 음식물을 잘게 분해하는 과정까지만 생각한다. 하지만 분해한 음식물 속의 영양분을 완전히 몸에 흡수시키고, 찌꺼기를 몸 밖으로 내보내는 과정까지 이루어져야 '제대로 소화했다'라고 말할 수 있다.

이제 한의학적 측면에서 우리 몸의 흐름 및 순환과 연관 지어 소화, 소화불량에 대해 설명해보겠다. 속이 더부룩하면 움직이고 싶은 생각이 들지 않는다. 온몸의 기운은 소화기에서 시작해 전신으로 뻗어 나가기 때문이다. 그래서 소화기에 문제가 생기면 경락 순환의 흐름도 막혀서 몸살이 났을 때처럼 힘이 빠지는 느낌이 든다. 반대의 경우도 마찬가지다. 감기에 걸려서 속이 불편하면 몸살도 더 심해지는 것을 느낄 수 있다. 급성 식체(체증)

로 인해 움직이기 싫고 몸살 기운이 도는데, 소화불량 상태까지 더해지면 어떻게 될까? 순환이 막히고 막히다 보면 더 나아질 방법이 없이 아에 꽉 막혀버려서 통증이 유발되기 시작한다. 소화기가 위치한 배부터 옆구리, 가슴, 등까지 생각하지도 못했던 부위가 아플 수도 있다.

배가 아프고 더부룩해서 소화가 잘 안 되는 것을 느낄 수 있을 때는 그나마 양호한 경우다. 만성 소화불량 상태인 환자들을 진료하다 보면 의외로 "저는 소화는 잘 되는데요"라는 말을 자주 듣는다. 매일 음식을 먹을 수 있고, 매일 배변을 할 수 있어서 소화에는 문제가 없다고 생각하는 것 같다. 이렇게 소화가 안 되는 줄도 모르는 만성 소화불량인 경우에는 얼마나 오래 방치했으면 소화불량 증세가 원래 자신의 몸 상태인 줄 알고 지내는 걸까 싶어 걱정이 앞선다.

▰▰▰▰▰ 면역력을 약화시키는 소화불량

이미 설명했듯이 소화는 단순히 먹고 싸는 것만 가리키는 게 아니다. 소화는 몸이 영양분을 제대로 흡수하는 기능과 과정 전체를 가리킨다. 만성 소화불량은 몸에서 영양분을 제대로 흡수하지 못하기 때문에 몸의 원래 기능이 약화되어 면역력도 떨어지는 결과를 초래한다.

건강 상식으로 잘 알고 있듯이, 장을 비롯한 소화기에는 수많은 면역세포가 존재하고 있다. 대표적으로 면역계를 구성하는 중심 세포인 림프구의 70~80%는 소장과 대장의 점막에 자리한다. 따라서 소화불량으로 영양분 흡수가 소화기에서 제대로 이뤄지지 않으면 면역계도 무너진다. 만약 자가 면역질환을 앓고 있다면 더더욱 소화기가 제 기능을 원활히 할 수 있도록 돌봐야 한다. 면역질환뿐 아니라 몸 이곳저곳에서 원인 모를 통증을 느낀다면 소화기 치료를 병행했을 때 훨씬 치료 효과가 높아지는 경험을 할 수 있다.

━━━━━ 소화불량이 등의 통증을 유발한다?

소화불량 때문에 생기는 신체의 통증에 대해서도 구체적으로 알아보겠다. 의외로 소화불량으로 인한 통증은 등에서 빈번하게 나타난다. 소화기는 배에 있는데 느닷없이 등이 쿡쿡 쑤시고 당기듯 아프기 때문에 그런 증상이 소화불량으로 인해 생긴 줄 몰라 원인을 빨리 치료하기 힘들다.

등에서도 특히 양쪽 날개뼈 사이와 허리까지 이어지는 부분에서 느껴지는 통증은 소화기와 밀접하다. 이곳의 척추 주변을 만졌을 때 유독 심한 통증이 올라오는 부위가 있을 것이다. 그 부위의 척추를 유심히 살펴보면 대개 배열이 틀어져 있다. 소화불량이 오래 지속되면 소화기 쪽의 신경이 뻗어 나오는 등뼈의 배열까지 바뀐다. 몸 내부의 문제가 몸 외부까지 영향을 미치는 것이기도 하고, 서로 복합적으로 얽혀 통증을 일으킨 것이기도 하다. 이런 변형까지 되지 않도록 평소 몸 안팎을 자주 점검하여 통증을 예방하는 데 힘을 쏟길 권한다.

소화기를 망치는
식습관을 재정비하자

소화기를 튼튼하게 하려면 당연하게도 식습관을 바로잡는 것이 최우선이다. 그다음으로 소화기에 해로운 음식을 먹지 않고 피해야 하며, 마지막으로는 무엇을 먹을 것인지 헤아리고 실천해야 한다. 하지만 대부분의 사람들은 무엇을 먹을 것인지에 몰두하고, 해로운 음식은 여전히 먹으며, 어떻게 먹을 것인지는 생각하지 않는 것 같다.

그래서 온몸에 통증을 유발하는 만성 소화불량을 개선하는 다섯 가지 식습관 가이드를 작성해보았다. 그리 어렵지 않으니 할 수 있는 것부터 하나씩 꼭 실천해보자. 실제로 진료를 보면서 소화불량으로 고생해온 환자들이 식습관 가이드를 직접 실천한 후 속이 편해졌다는 감사 인사를 전해왔을 만큼 수많은 경험이 쌓여 만들어진 가이드다. 소화불량이 없더라도 식습관 가이드를 따라 하면 면역력이 좋아지고 몸도 훨씬 개운해질 것이다.

첫째, 일정한 시간에 일정한 양을 먹는다

식사 시간이 일정해야 소화액 분비를 조절할 수 있다. 우리나라 사람들은 끼니를 잘 챙겨 먹는 일을 중요하게 생각한다. 그래서인지 대부분 일정한 시간에 식사하는 경우가 많아, 식사 시간은 잘 지키는 편이다. 다만, 아침 식사를 거르는 게 습관인 사람들이 꽤 많다. 하루 식사 중에서 가장 중요한 식사가 아침이다. 세 끼를 다 챙기기 어렵더라도 아침은 먹고 나머지 중에서 거르도록 하자.

그다음 일정한 양이다. 과식을 했다가 다음 날 죄책감으로 소식을 하고, 또 폭식을 했다가 한 끼를 굶는 등 먹는 양이 일정하지 않으면 소화기의 기능이 점차 악화된다. 먹는 양에 들쭉날쭉 변화를 주지 말자.

둘째, 꼭꼭 씹어 먹는다

평균적으로 성인 남성들은 한 숟가락의 음식물을 5번 정도 씹는다고 한다. 평균이 낮다 못해 안타까울 지경이다. 음식물을 채 10번도 안 씹고 삼키는 사람들이 너무 많다. 밥을 급하게 먹어서 좋을 것은 아무것도 없다. 소화불량이 생기는 절대 다수의 원인이 과식과 급하게 먹는 행동에서 생긴다.

한 숟가락에 30회 이상은 씹어야 한다. 음식물을 씹을 때 침이 분비된다. 침의 분비가 잘 되어야 음식물을 분해하고 영양분을 흡수하는 데 유리하다. 다시 한 번 강조하지만 꼭꼭 많이 씹어서 먹자. 침에 가장 중요한 소화 효소가 들어 있다.

셋째, 기분 좋게 먹는다

신경이 예민하고, 긴장하고, 화가 나고, 스트레스를 가득 받은 채로 식사를 하면 탈이 난다. 당연한 일이다. 부정적인 감정이나 상황 때문에 스트레스를 받으면 침을 분비하고 소화 기관을 운동시키며 소화액을 분비하는 부교감신경이 억제되어 소화가 제대로 되지 않기 때문이다.

급히 식사를 하는 사람들은 소화 기능이 떨어지는 상황에 자주 놓이게 된다. 항상 시간에 쫓기며 스트레스와 긴장 속에서 식사하는 사람들의 속이 좋을 리 없다. 얼굴의 표정과 위장의 표정이 같다는 비유가 있을 정도로 마음과 소화기는 서로 큰 영향을 미친다. 그러니 식사 전에 스트레스를 털어버리고 부정적인 생각이 들게 만드는 상황을 최대한 잊은 다음 즐겁게 밥을 먹는 것이 좋다.

넷째, 식사 중 물이나 음료를 마시지 않는다

식사 도중에 물이나 음료를 마시면 꼭꼭 씹어 먹지 못하게 된다. 우리나라는 유독 국, 찌개, 탕 음식이 많다. 앞서 간단히 설명했듯이 침에는 소화효소가 들어 있다. 그래서 침이 풍부하게 분비되어 음식물을 잘 분해할 수 있도록 꼭꼭 씹어 먹어야 한다.

그런데 음료나 물, 국물을 곁들여 밥을 먹으면 음식이 제대로 씹히기 어렵고 소화액도 희석된다. 그렇게 씹히지 않은 음식물은 위와 장으로 넘어가는데, 그러면 위와 장이 부담해야 하는 일이 많아진다. 위에서 큰 덩어리의 음식물을 분해하기 위해 위산이 다량 분비되고 이는 곧 다양한 위장질환을 일으키기도 한다. 지나치게 잦은 트림, 속이 더부룩한 느낌, 위염, 속이 쓰린 통증, 식도로 위산이 역류하는 등의 증상이 나타난다.

다섯째, 식후 20분 정도는 편안하게 걷는다

식당에서 밥을 먹고 바로 옆의 카페로 가서 커피나 차를 한잔 마시고, 다시 사무실에 들어가 앉아서 일을 하면 소화를 시킬 여유가 없다. 전신의 움직임은 위와 장 같은 소화기의 움직임도 촉진한다.

식후에는 20분 정도 가볍게 걸으면서 소화기를 편안히 운동시켜주면 좋다. 간혹 식후 산책이 오히려 소화를 방해한다는 검증되지 않은 정보들이 떠돌아다니는데, 요즘처럼 몸을 적게 움직이는 일상생활을 하는 사람들이라면 20분 정도 걷는 것이 좋다. 단, 무리한 운동은 오히려 소화를 방해할 수 있으니 천천히 걷기를 권한다.

식습관 가이드만 잘 따도 소화 상태가 훨씬 나아진다. 소화기가 좋아져야 면역력이 좋아지고, 면역력이 좋아져야 전신의 순환이 잘 되어 통증을 스스로 이겨낼 수 있는 힘이 생긴다. 그것이 통증 관리의 길에 놓인 첫 번째 이정표다.

스트레스는
신체화 증상을 일으킨다

허리 통증이 심해서 온 환자의 X-ray나 MRI 사진을 아무리 들여다봐도 이상이 없는 경우가 있었다. 여러 병원을 다녀왔다고 하는데 그때마다 이상이 없다는 진단을 받았지만 정작 본인은 너무 아프다며 힘들어하는 환자였다. 검사 자료를 잠깐 내려놓고 여러 정황에 대해 상담을 해보니 특이점이 발견되었다. 항상 아픈 것이 아니라 출근을 하려고 일어난 아침부터 아프기 시작하고, 저녁 무렵엔 통증이 아예 사라지지는 않지만 잠잠해지고, 주말이면 괜찮아진다고 한다. 알고 보니, 회사의 직장 상사와 트러블이 있어서 스트레스가 쌓였고 그 사람을 보거나 떠올릴 때마다 허리가 아프다는 것이다. 이 환자는 진짜 허리가 아픈 것일까, 신경정신과적인 질환이 있는 걸까?

◼◼◼◼◼◼ 신체화 증상으로 나타나는 스트레스

신경정신과의 질환처럼 아주 깊고 복잡한 뇌나 신경의 문제가 아니어도 스트레스가 신체적 통증을 유발할 수 있다. 만성적인 통증의 상당수는 외부의 상해로 생기는 것이 아니라 스트레스가 쌓여서 생긴다.

10년 넘게 등 한가운데가 파고들 듯 아픈 통증으로 여러 치료를 받던 환자가 있었다. 그러던 어느 날 아버지가 돌아가시고 나서 며칠 동안 한껏 운 다음부터 등의 통증이 사라졌다는 말을 전했었다. 10여 년 전, 아버지와의 불화로 연락도 않고 지내다 돌아가시기 며칠 전에 연락이 닿아 미안하다는 말을 듣고 만나러 가는 길에 비보를 들었다고 한다. 상담하는 내내 눈시울이 붉었는데, 어쨌든 마음이 풀리고 나니 등의 통증도 갑자기 사라져서 놀랐다고 한다.

이러한 사례들은 무수히 많다. 그리고 독특한 점이 있다. 자신이 느끼는 통증이 스트레스 상황에 의해서 생겼다는 것을 알아차리기만 해도 통증이 상당히 나아진다는 점이다. 통증의 강도가 줄어들기도 하고, 위의 사례처럼 드라마틱하게 완전히 사라지기도 한다.

지끈거리는 두통, 반복되는 턱관절 통증, 어깨를 짓누르는 아픔, 등 한가운데가 후벼파이는 듯한 통증, 허리 통증, 팔다리의 여러 통증들에 시달리고 있다면 과중한 스트레스를 받고 있는 것은 아닌지 확인해보길 바란다. 치료를 받아도 그때뿐이고, 재활 운동을 해도 별반 달라지지 않는 통증이면 꼭 스트레스를 살펴봐야 한다. 스트레스의 원인이 무엇인지, 어떤 스트레스 때문에 지금 고통을 받고 있는지만 알아도 통증이 훨씬 줄어들 것이다.

스트레스를 다스리는 감정자유기법 치료

스트레스성 신체화 질환을 치료할 때 한의사들은 감정자유기법이라는 치료 방법을 사용하기도 한다. 경락과 혈자리를 자극해서 스트레스 반응을 줄여주는 치료법이다. 감정자유기법 치료에서 핵심이 되는 혈자리 중 하나가 중저(p.312)다. 생각날 때마다 중저를 두드리거나 눌러보길 추천한다. 스트레스로 인해 자율신경계 조절이 안 될 때 포인트 혈자리가 큰 도움이 될 것이다.

긴장한 몸을 회복시키는 수면

자율신경계는 통증에 큰 영향을 준다. 예를 들어, 교감신경이 흥분되면 온몸이 긴장을 하면서 아드레날린과 같은 전투적인 호르몬을 뿜어내 대응한다. 이때는 아픔을 못 느끼는 경우도 있다. 한창 운동 시합을 하는 도중에는 다쳐도 금방 일어나지만 시합이 끝나고 나면 긴장이 풀리면서 비로소 통증이 밀려오는 것처럼 말이다.

부교감신경의 회복 시스템을 활성화하자

어떤 일에 집중하고 있을 때는 몰랐는데 일이 끝나고 나면 온몸이 쑤시는 경험을 한 번쯤 해봤을 것이다. 교감신경으로 인한 긴장 상태에서 벗어나면 부교감신경이 작동해서 과도하게 흥분한 몸을 회복시키기 때문에 그렇다. 그런데 교감신경과 부교감신경의 전환이 원활하게 이루어지지 않으면 통증이 눈 쌓이듯 쌓이게 된다. 반대로 말하면 부교감신경의 회복 시스템이 잘 작동하는 상태를 만들어야 통증에서 빨리 벗어날 수 있다.

이 회복 시스템에서 아주 중요한 부분을 담당하는 것이 수면이다. 수면은 몸을 회복시키며 흥분과 긴장을 주관하는 교감신경을 안정시키는 핵심 역할을 맡고 있다. 그래서 잠을 잘 자지 않으면 만성적인 통증이 따라온다. 교감신경이 계속 작동해서 몸이 긴장 상태에 놓여 있고, 부교감신경으로 전환이 잘 이루어지지 않으면 깊게 잠들지 못한다. 밤을 새거나 평소보다 깊게 잠들지 못한 다음 날이면 뼈 마디마디가 욱신거리고 온몸이 삐걱거리는 듯한 경험을 해보았을 것이다. 충분히 수면을 취하지 못해, 부교감신경의 회복 시스템이 제대로 작동하지 못해서 나타나는 증상이다.

숙면이야말로 진정한 자기 관리의 지표다

불면증이 있는 경우에는 여러 의학적인 도움을 받아서 치료해야 한다. 질환에는 반드시 적극적으로 치료를 받는 자세와 노력이 필요하다. 치료를 받으면 불면증은 개선되고 점차 양질의 수면을 취할 수 있게 될 것이다.

문제는 수면을 중요하게 여기지 않는 태도다. 사람들은 수면을 활동이라고 여기지 않는다. 주변에서 일부러 자는 시간을 줄이는 사람을 정말 자주 보았을 것이다. 특히 우리나라 사람들이 자기계발을 위해 하는 노력 중에 가장 먼저 하는 일이 잠 줄이기다. 잠을 8시간씩 자면 인생의 낙오자가 되는 것처럼 여기는 경향은 연령을 불문하고 만연하다. 자는 시간을 4시간으로 줄여 나머지 시간 동안 자기계발을 한다든지, 저녁에 일찍 자는 것도 아니면서 새벽에 기상하는 것을 인증하는 게 유행처럼 번지고 있다. 적게 자는 것을 은연중 자랑으로 삼기도 한다.

유튜브, SNS 등 여러 가지 놀 거리가 즐비한 환경도 문제다. 예전에는 TV에서 송출하는 방송이 끝나는 시간이라도 있었다. 그런데 지금은 인터넷으로 언제 어느 때건, 24시간 원하는 방송과 영상을 시청할 수 있다. 늦게까지 일을 하든, 자기계발을 하든, 놀며 즐기든 지나치게 잠을 줄이지 말라고 조언하고 싶다. 충분한 수면을 통해 스스로의 몸에 휴식 시간을 주는 것, 이를 통해 몸과 마음 그리고 정신의 건강한 상태를 유지하기 위해 노력하는 것이야말로 진정한 자기계발이고 자기 관리다.

잠을 지나치게 줄이며 지내다간 어느 순간 해결하기 어려운 통증이 찾아올 수 있다. 많은 사람들이 통증을 느꼈을 때가 되어서야 심각성을 알아차리고 부상이나 외부의 충격 등에서 원인을 찾는다. 사실은 수면 부족이 통증의 원인일 수도 있다고 이야기하면 깜짝 놀라고는 한다. 잠은 몸과 마음을 회복하는 데 정말 꼭 필요한 밑거름이다. 잠자리를 정리해 푹 잘 수 있는 환경을 만들자. 일정 시간 자고 깰 수 있도록 노력하며 푹 자고 일어난 다음의 상쾌함을 경험하다 보면 어느새 통증도 줄어 있을 것이다.

면역계를 활성화하는 면역 운동

"운동을 하면 몸을 다칠 수 있으니 운동하지 마라", "운동을 하다 보면 활성산소가 더 많이 발생해서 노화를 앞당긴다"와 같은 말을 들은 적이 있다. 일반인이 아니라 의사가 이러한 조언을 하는 경우도 봤다. 운동을 하면 좋은 점이 많지만 세상의 모든 것이 좋은 점만 있으란 법은 없으니, 위의 주장이 완전히 틀린 것은 아니다. 실제로 전문적으로 운동하는 사람들 중 부상이 없는데도 몸이 아프다고 말하는 경우를 자주 접했다.

그래서 운동을 할 때 몸에 득이 되는 방식으로 하라고 조언한다. 운동을 하고 나서 몸에 가득 담겨 있어야 할 에너지가 고갈되면 잠깐 기분은 좋아질 수 있다. 앞에서 설명했던 것처럼 교감신경으로 인해 지나치게 흥분한 상태가 되면 일시적으로 기분이 고양된다. 모든 일을 다 잘 해낼 것 같고, 어떤 장애물도 물리칠 것만 같은 느낌이 든다.

하지만 운동으로 에너지를 모두 쏟아내는 행동은 장기적으로는 몸에 부정적인 영향을 미친다. 몸은 에너지를 담는 그릇에 비유할 수 있는데, 그릇이 텅텅 빈 상태라면 애초에 본래의 기능을 제대로 할 수 있을 리 없다.

운동선수가 아닌 이상, 운동은 적당히 하는 것이 좋다. 운동을 마치고 나서 몸이 회복되고 순환되는 체계가 바로 작동할 수 있을 정도로 운동을 해야 한다. 그런 효과를 내는 운동을 '면역 운동'이라고 부른다.

면역 운동을 할 때는 염두해야 할 다섯 가지 원칙이 있는데, 이 원칙들에 모두 부합하는 운동을 면역 운동이라고 부를 수 있을 것이다. 그러면 함께 면역 운동의 원칙들을 살펴보자.

첫째, 유산소 운동과 근력 운동, 스트레칭을 조화롭게 한다

운동의 형태는 아주 많다. 일반적으로 많이 하는 운동을 큰 덩어리로 나눠 유산소 운동, 근력 운동, 스트레칭으로 구분해보겠다. 세 가지 운동을 골고루 하는 사람은 그리 많지 않다. 반찬을 편식하듯 대부분 운동도 편식을 하고 좋아하는 운동만 하기 때문이다. 예를 들어, 달리기를 좋아하는 사람은 항상 달리기만 한다. 헬스장에서 기구로 운동하는 사람은 근육을 키우는 데 초점을 두고 근력 운동에 집중한다.

운동마다 각각의 효용이 있지만 편식과 마찬가지로 운동도 너무 하나만 집중해서 시행하면 건강 밸런스를 해칠 수 있다. 평소 선호하는 운동이 있더라도 유산소 운동과 근력 운동, 스트레칭을 조화롭게 골고루 하면 건강에 미치는 긍정적인 영향이 훨씬 커진다.

유산소 운동과 근력 운동, 스트레칭을 1:1:1의 비율로 해보길 권한다. 처음에는 익숙하지 않고 지루할 수도 있지만 꾸준히 하다 보면 직접 몸으로 느끼는 상쾌함과 가뿐함이 다를 것이다.

주 6회를 운동한다면 이틀은 유산소 운동, 이틀은 근력 운동, 이틀은 스트레칭을 하자. 매일 세 가지 운동을 골고루 할 수 있게 프로그램화하는 것도 괜찮다. 유산소 운동으로 굳어 있는 몸을 예열하고, 근력 운동으로 본 운동을 한 다음, 충분히 스트레칭을 해서 긴장과 자극을 전달한 근육을 이완시키고, 남은 에너지를 태우기 위해 간단한 유산소 운동이나 스트레칭을 마무리 운동으로 하는 방식도 있다.

특히 유산소 운동이나 근력 운동에 비해 그 중요성이 간과되는 스트레칭에도 집중해보길 바란다. 대부분 스트레칭은 '본 운동을 하기 전 5분 정도 잠깐 하는 동작' 정도로 생각하는데 큰 오산이다. 스트레칭도 충분히 본 운동이 될 수 있다. 직접 몸을 움직이며 운동을 해본 사람들이라면 공감할 것이다. 나이가 들수록 유연성이 근육의 크기나 힘보다 훨씬 중요하다는 사실을 말이다.

둘째, 몸의 균형을 염두에 둔다

신체는 전후, 좌우, 위아래 같은 대칭을 이루는 방향에서 균형이 잘 맞아야 한다. 목이 한쪽으로 기울거나 앞으로 툭 튀어나와서 일자목 또는 거북목인 상태, 어깨가 솟아오르고 둥그렇게 굽은 등, 한쪽으로 비뚤거나 앞으로 밀려나오거나 뒤로 말려들어간 골반, 상체에 비해 유달리 발달한 하체는 균형이 무너졌다는 사실을 뜻한다.

이럴 때는 전신을 적절히 움직이면서 전후, 좌우, 위아래 균형을 조화롭게 맞춰주는 운동을 시행하는 것이 좋다. 한쪽 방향으로만 운동하거나 특정 부위 근육에만 집중해서 자극을 주며 운동하면 몸의 불균형이 더 심해진다. 몸의 앞면과 뒷면 근육을 골고루 사용하고, 오른쪽과 왼쪽 팔다리의 근육을 최대한 똑같이 쓰는 운동을 하며, 상체 운동과 하체 운동을 두루 해야 한다. 그렇지 않으면 전신의 균형이 무너져서 곳곳에 만성 통증이 유발된다.

셋째, 기왕이면 재활이 되어야 한다

운동을 꾸준하게 하려면 첫째도 부상 조심, 둘째도 부상 예방이다. 쉽게 말해, 운동을 하면서 다치지 않아야 한다는 의미다. 부상을 조심하며 즐기는 정도에서 운동하는 것이 가장 중요하다. 외부의 충격에 의한 손상을 예방하는 힘을 기르면서 부상을 입은 부위, 다른 곳에 비해 근력이 부족한 부위가 재활될 수 있는 운동을 해야 한다. 그래야 운동을 하다가 다치거나 에너지가 전부 빠져나가서 몸이 지쳐도 회복이 빠르고, 운동을 오래 지속할 수 있게 된다.

많은 운동들이 경기력 향상에만 초점을 맞추다 보니 점점 무리한 동작을 수행하는 것을 목표로 제시한다. 하지만 신체 전반의 건강을 유지한다는 측면에서는 몸의 면역 상태를 증진시키고, 힘이 부족한 부위의 회복이 우선이라는 사실을 염두에 두고 운동하는 것이 바람직하다. 또한 휴식 시간을 충분히 두어 근육뿐 아니라 근막과 인대를 회복·안정시키는 운동을 해야 한다.

넷째, 장기도 운동되면 더 좋다

운동이라고 하면 보통 근골격계를 우선적으로 떠올린다. 근육의 크기를 키우며 힘을 강화시키고, 골격을 바로잡는 건 운동의 기본 목적이다. 여기에 더해 내부 장기도 훈련이 되어서 기능이 더 좋아지는 운동이면 금상첨화다.

내부 장기를 운동한다고 하니 어렵게 느껴질 수 있다. 하지만 그리 어렵고 생소한 운동은 아니다. 걷기나 달리기, 자전거 타기, 수영 등의 유산소 운동도 근골격계뿐 아니라 장기의 기능을 활발히 만드는 운동이다. 유산소 운동은 심폐 지구력을 향상시켜, 심장의 혈액순환을 촉진하고 폐 기능을 높여준다.

유산소 운동을 할 때처럼 복식 호흡을 하면 횡격막의 위치가 다른 장기들이 있는 아래쪽으로 내려간다. 그러면 복부의 압력이 높아져서 내부 장기에 힘이 들어가고 이를 반복하면 장기의 회복 능력이 커진다. 이러한 깊은 호흡은 장을 자극해 장 운동을 활발하게 만들 수도 있다.

다섯째, 명상에 몰입한다

공부든 작업이든 예술적인 활동이든 모든 행위에서 행위 그 자체에 깊이 빠져들어 몰입하면 명상이라는 상태에 이르게 된다. 명상은 종교적이거나 거창하고 애매모호한 개념이 아니다. 다양한 종류의 명상이 있지만 여기서는 '집중'과 스스로 느끼는 '에너지'에 대해서만 간단히 언급해보겠다.

어떤 행위에 집중하면 잡념이 가라앉고 마음이 이완된다. 불쑥 떠올라 마음을 혼란스럽게 만들던 생각이 점차 사라지고 분노나 불안, 초조, 스트레스 등의 부정적인 자극이 차차 옅어지는 것이다. 연못에 빗방울이 떨어지는 동안 수면에 쉼 없이 동심원이 퍼져나 울렁이듯, 부정적인 생각이 불쑥 솟아오를 때마다 마음도 끊임없이 요동친다. 단순히 말하자면 쉴 틈이 없다는 뜻이다. 이때 집중으로 명상 상태에 들어가면 스트레스나 부정적인 감정에 둔감해진다.

과학적으로도 다양한 검사를 통해 명상의 효과를 입증했다. 뇌파 검사, 뇌영상 검사, 자율신경계 검사 등을 한 결과, 집중과 몰입 상태에 이르면 부교감신경이 활성화되어 스트레스가 줄어들었다. 긴장 상태의 몸이 이완되며, 감정과 관련된 뇌의 여러 부위의 연결이 활발해져서 불안 장애나 우울 장애를 치료한다는 사실도 발견되었다.

운동을 할 때도 몰입해서 명상의 상태에 들어서면 에너지가 남다르다. 만약 운동을 하면서 그 정도로 집중하는 상태를 느끼지 못했다면 따로 명상하는 시간을 확보해보자. 몸의 단련뿐만 아니라 정신의 운동까지 하게 되어, 마음의 면역력도 향상시킬 수 있다.

누르면 통증이 사라진다!

강남허준의
포인트 혈자리
스트레칭

초판 1쇄 발행 2021년 11월 5일
초판 3쇄 발행 2023년 11월 6일

지은이 박용환
펴낸이 김영조
편집 김시연 | **디자인** 이병옥 | **마케팅** 김민수, 조애리 | **제작** 김경묵 | **경영지원** 정은진
교정 김혜원, 오진하 | **사진 촬영** 이과용, 박근성(15스튜디오)
펴낸곳 싸이프레스 | **주소** 서울시 마포구 양화로7길 44, 3층
전화 (02)335-0385/0399 | **팩스** (02)335-0397
이메일 cypressbook1@naver.com | **홈페이지** www.cypressbook.co.kr
블로그 blog.naver.com/cypressbook1 | **포스트** post.naver.com/cypressbook1
인스타그램 싸이프레스 @cypress_book | **싸이클** @cycle_book
출판등록 2009년 11월 3일 제2010-000105호

ISBN 979-11-6032-137-1   13510